· 名医评点名医丛书 ·

类证普济本事方释义

清·叶天士　著

张丽娟　林　晶　点校

中国中医药出版社

· 北京 ·

图书在版编目（CIP）数据

类证普济本事方释义 /（清）叶天士著；张丽娟，
林晶点校 .—北京：中国中医药出版社，2012.10（2024.5 重印）
（名医评点名医丛书）
ISBN 978-7-5132-1063-8

Ⅰ.①类…　Ⅱ.①叶…　②张…　③林…　Ⅲ.①方书
中国—南宋　②《普济本事方》—注释　Ⅳ.① R289.344.2

中国版本图书馆 CIP 数据核字（2012）第 164507 号

中国中医药出版社出版

北京经济技术开发区科创十三街 31 号院二区 8 号楼
邮政编码　100176
传真　010-64405721
北京盛通印刷股份有限公司印刷
各地新华书店经销

开本 880×1230　1/32　印张 7.75　字数 167 千字
2012 年 10 月第 1 版　2024 年 5 月第 6 次印刷
书号　ISBN 978－7－5132－1063－8

定价　28.00 元
网址　www.cptcm.com

服 务 热 线　010-64405510
购 书 热 线　010-89535836
维 权 打 假　010-64405753

微信服务号　zgzyycbs
微商城网址　https://kdt.im/LIdUGr
官 方 微 博　http://e.weibo.com/cptcm
天猫旗舰店网址　https://zgzyycbs.tmall.com

如有印装质量问题请与本社出版部联系（010-64405510）
版权专有　侵权必究

中医临床大家的"华山论剑"

——我们为什么推出《名医评点名医》丛书?

金庸先生在《射雕英雄传》里描述的武林"华山论剑"场景,何等让人向往:

东邪、西毒、南帝、北丐、中神童,华山论剑,笑傲江湖。

假若在中医界,遍邀历代临床大家,如徐大椿、叶天士、陈修园、张景岳、许叔微等,进行"杏林华山论剑",该是何等让人神往,何等期盼!

如今,通过《名医评点名医》丛书,就实现了中医临床大家的"华山论剑":

陈修园评点张景岳之《景岳新方贬》

叶天士评点许叔微之《类证"普济本事方"释义》

徐大椿评点赵献可之《医贯贬》

叶天士评点张景岳之《景岳全书发挥》

……

临床名医和临床名医的"华山论剑"!

顶尖大医和顶尖大医的"巅峰对决"!

虽是此名医对彼名医的评点甚至批评,读者却能从这种"毫不留情、针锋相对"中得到深层思考和临床启发！

反观当代中医学界，无论是大学里的教授博导，还是基层诊所里的中医医师，为数颇多的人用"疗效很好"来评价自己的疗效。给外人的整体印象是：似乎他们都是当代张仲景、当代华佗的转生再世。——实际上我们"圈内人"很清楚，这其中鱼龙混杂，不乏滥竽充数之辈。比如，有些人身居大医院，永远是"人满为患，挂不上号"。于是，有些专家就真的自我感觉良好，把自己当成"一号难求"的苍生大医了。更有甚者，一旦他们的疗效欠佳，有人还会义正言辞地说：我这是考虑长期疗效，不能光看短期效应、杀鸡取卵啊。总之，这些人虽不占主流，但也不在少数，尤其值得中医学子警惕。

所以，我们拒绝自卖自夸的"疗效很好"，拒绝自圆其说的"丝丝入扣"，不要只拿你自己的医案、医论来说事，您可以试着"独立点评"某位众所公认的临床大家的"全部医论或医案"。通过对名家"针锋相对、毫不留情"的评点，才能体现"真水平"啊。当代著名中医临床家李士懋教授，就对曹颖甫、刘渡舟、赵绍琴医案进行过独立解析与点评，比如，对曹颖甫大承气汤案，李士懋评点："若余治此证，当用凉膈散更佳，因位靠上。"对刘渡舟麻黄附子细辛汤合生脉饮案，李士懋评点："窃以为阴柔过重，不利振奋阳气。"对赵绍琴病窦综合征案，李士懋评点："附子12g，似嫌重；虽有阴虚，然久病之人，熟地18g亦嫌滋柔，莫如轻灵一些，因势利导，循序渐进。"

《名医评点名医》丛书是我们精选中医临床大家相互评点的著作，突出临床思辨、突出深度思考，尽展中医临床大家徐大椿、叶天士、陈修园、张景岳、许叔微等"华山论剑"风采，"毫不讳言、锋芒相对"，堪称快意学中医之无上精品。

刘观涛

2012 年 8 月

内容提要

叶桂，字天士，号香岩，江苏吴县人，清代著名医学家。生活于清·康熙、乾隆年间（1666－1745）。其祖父和父亲皆精于医。叶桂14岁时，其父去世，遂从学于其父的门人朱某。叶桂聪惠异常，闻言即解，见识常出于其师之上。又能勤求古训，博采众方，虚心好学，凡闻有一技之长者，必执礼以师事之。十年间从师十七人，因而学业大进，治病多效如桴鼓。

本书是叶桂对《本事方》注释，其重点是该书所记载的药物配伍、药性和归经等内容。叶之论多结合毕生之临证经验，读来深入浅出，于临证者多所裨益。

点校说明

　　此次点校以清·嘉庆十九年（1814）姑苏扫叶山房刻本为底本，以清·成都蓼照书屋刻本为主校本，以上海科学技术出版社 1959 年排印本等为参校本。

　　点校说明如下：

　　1. 底本中字词确系明显之错讹等，均予径改，不出校记。如系底本错讹脱衍，需辨明者，则据校本改正或增删，并出注说明。

　　2. 全文采用现行的标点符号，根据原文义理进行标点。

　　3. 底本与校本不一，而文义均通者，不出校，悉从底本；难以确定何者正确，原文不动，出注说明；属底本讹误，予以校补，出注说明。

　　4. 凡属生僻字、词，均加注音及注释。

　　5. 凡属通假字，原文不动，首见出注说明。

　　6. 由于版式变更，原方位词，如"左"、"右"等一律改作"上"、"下"，不出注。

点校者

2012. 6. 30

类证普济本事方释义序

　　余幼习举子业，丹铅①之暇，喜涉猎岐黄家言。自《素问》、《难经》，及汉、唐、宋诸名家所著书，靡不旁搜博览，以广见闻。岁十四，遭先君子忧②，既孤且贫，不能自给。因弃举子业，而一意肆力于岐黄，得睹家藏宋许学士《本事方》。学士讳叔微，字知可，官集贤院学士，盖士而精于医者也。观其用药制方，穷源悉委，深得古人三昧③。苟非三折肱④，良不易辨。盖其心存普济，于以阐发前人之秘，以嘉惠后人者，厥功伟矣。顾世之不知者或疑之，以其官居禁中，岂其一无所建白于世，而顾不以功名显，并不以文章名。考之《宋史》，姓名不少概见，即儒林、艺术⑤，曾不得一侧名其间，而仅见之稗官野史⑥，抑又何也？不知宋自高庙⑦而后，国事日非，奸良莫辨。学士以文章经济⑧之身，处闲散之位，事权不属，强聒何为。因发愤

---

① 丹铅：旧时点校书籍所用的丹砂与铅粉，意指读书。
② 先君子忧：自称去世的父亲。忧，丧葬之事。
③ 三昧：事物的诀要或精义。
④ 三折肱：《左传·定公十三年》：三折肱，知为良医。指多次实践，可获得真知。
⑤ 艺术：指术数技艺，谓阴阳占候卜筮之术。此处指《宋史》中之方技传。
⑥ 稗官野史：稗官，小官。野史，中国古代私家编撰的史书。
⑦ 高庙：庙，庙号。此处指宋高宗赵构。
⑧ 经济：此指经世济民，治理国家之才干和学问。

著书，以自抒无聊之志，所谓邦无道，危行言孙。学士固不求人知，人又何能知学士也？且《宋史》成于元代，于中朝士，多所简略，安知非蒐罗未及而故逸之也。虽然君子不得志于时，而著书立说，藏之名山，传之后世，亦未可为不幸。今其书具在，读者诚能服膺而勿失，於以寿人而寿国，何莫非学士之力乎？余惧其久而湮没弗彰也，因不揣鄙陋，为笺释其义而授之梓，因为弁数言于首。

乾隆十年岁次乙丑十二月上旬长洲后学叶桂识

顾　序

　　天下事，精其艺者必有心传，学其艺者每有心得。今与古以心相印，乃成不朽之业也。予幼抛举业，从事岐黄，凡《内经》、《素问》、《金匮》，靡不童而习之。以及丹溪、东垣、节庵①诸大家，亦尝博览兼收，特所见异辞，所闻异辞，莫能得其融会贯通之所在。厥后，得许学士《本事方》一书。观其因证著方，因方辨证，始觉豁然心目。然犹以为人所共见之书也，及得叶香岩先生《释义》，探原索委，使许氏未发之奇，不传之巧，尽剖而出之。予一旦秘之枕中，胜读十年书矣。嗟乎，古今人气体不相同也。无论上古之世，即如仲景以来数千年，气体厚薄，迥乎有别。以古人之成方，治今人之气体，不亦泥哉！而许学士仅去今六百余载，香岩先生，予曾肩随共事，则是书尤觉切近于斯世也。夫先生得学士书，遂升堂入室，疗疾如神。学士得先生注，则义显理明。苦心悉见，是两人相须正殷，所谓精其艺者有心传，学其艺者有心得，非虚言也。予虽椎鲁②，敢让先生以独得而不为分惠乎。且将以先生所得者，为予心得云。

　　乾隆五十六年岁次辛亥仲冬吴县顾文烜西畴氏撰

---

① 节庵：明代医家陶华，字尚文，号节庵，著有《伤寒六书》。
② 椎鲁：愚钝。

黄　序

余尝谓：天下事有不为，未有为之而效不至者。世人自幼习举子业，殚心于经书文艺。不几年，辄登上第，居显官，人皆以为此积学所致。余曰：此特为之而效至耳。夫天下事为之而效至者，岂徒科举之业哉！古语云：不为良相，即为良医。医之活人，其效见于当时者，在其术；其效见于后世者，在其书。昔宋儒许学士著《普济本事方》十卷，迄今医家，奉为圭臬。国朝叶香岩先生为之《释义》，许创于前，叶述于后，为之而有其效者，前后一揆矣。香岩之书，向未刊行，家无藏本，而传抄之帙，流落人间。故西畴顾君奉为枕中秘，叶氏子孙访求数十载，渺不可得。西畴身后，叶氏始访而得之，将缮本付梓，因原本与坊本多有异同，恐无以信今传后，遂从余家借得宋刻残本前六卷，及老医周蕴石家抄本后四卷，并无名氏旧抄本十卷，逐一勘对，始知《释义》本，实系许氏原书，非坊间新刻可及。刊成之日，属序于余，余曰：予不知医理也，但有医书耳。有医书而可为医理之助者，予所愿也。许书宋刻，世所罕见，余幸有之，以待今日校勘释义之用，此亦非余为之而效自至者乎。究心医理之效，通于医者得之；究心医书之效，藏其书者得之。岂不相得益彰乎？余嘉是书之刊成，而并感叶氏与余商榷之盛意，遂不辞而赘数语，以见事事为之而效自至者，凡事皆然也。继则世之读书者，又安可不稽古求是乎哉！

　　　　嘉庆岁在甲戌六月立秋前五日黄丕烈序

石　序

　　叶君澹安将刻其曾祖天士先生所著许氏《本事方释义》一书，而问序于余。观其原书，既有许学士之序矣，著为《释义》，则又有先生之自序，余复何言？虽然先生所以著此书之意，与澹安刻此书之故，不可以不述也。昔者神农辨百草，伊尹制为汤液，古圣君贤相，有经纬天地，翊赞幽明之功。而必斤斤于此者，诚欲消斯民夭札疵疾之灾，而全其生也。故太史公为扁鹊、仓公立传，而后世作史者宗其意，必立"方术"一门。良以医之为道，有仁寿斯民之功，非可以寻常小道视之耳。虽然六气有顺逆，四时有正变，阴阳有衰旺，血气有盈虚，起居则贵与贱，劳逸不同，禀赋则古与今，强弱亦异。治疾者，差之毫厘，谬以千里。执古方以治今病，岂有当乎。谚云：学医人费。此虽戏言，不可不察也，医岂易言哉！特是执古方不可以为医，而舍古方又何以为医？是在神明于规矩之中，若大匠诲人，不越乎斧斤绳墨，而巧拙则存乎其人尔。此许氏本事立方，而先生又因方而释其义之意也。方先生之以医鸣于世也，神明变化，起死回生。余生晚，不及见先生，然吴中父老皆乐谈其轶事，书之虽累牍不能尽，谓为今之扁鹊、淳于意可也。将来本朝国史

· 1 ·

为方术立传，必以先生为第一人矣。顾其生平少所著作，世惟传《医方指南》一编。其书乃先生弃世后，门下学者各以所闻知荟萃而成。其方不尽出先生之手，而又无所发明，观者不知其用意之所在，故书虽盛行于世，先生度世之金针①不在斯也。此书于某方治某病，某药行某经，君臣佐使，攻补升降，一一发明其义，虽所录无多，令人可获举一反三之效。其嘉惠后学，功岂在古人下哉！先生自谓一生心得在此，故迟之久而后成。书成在乾隆十年，先生年已八十矣。将缮本付梓，是岁先生遽归道山②，而其书亦亡。嘉庆八年，澹安之弟羽壶，于古簏③中捡得先生所著序文，因而知有此书。然求之累年不可得。至十七年，澹安之侄半帆始因其友刘景黄言，访而得之于成南顾西畴家，借归校之，宛然赵璧复还。澹安亟谋剞劂④，以期寿世。惟视世所行坊本，少三十余方。复购宋本校之，则与此书同，而坊本所多者，宋本皆无之，殆好事者于何时附益之耳。澹安以为医者依方疗疾，多一方则多一方之用，与其过而去之，毋宁过而存之，故其方虽无先生释义，仍加采录，附于原书之末。学者欲知先生圣神工巧之处，观此可以窥豹一斑矣。余先祖介庵先生，亦以医术名于世。余以仕官劳形，不克继承

---

① 金针：秘法，诀窍。元好问《论诗》诗云："鸳鸯绣出从教看，莫把金针度与人。"
② 遽归道山：指骤然去世。
③ 簏：用竹子、柳条编成的圆形盛器。
④ 剞劂：雕刻书。

先业。然生平颇好方书，常景仰先生之风，而怪《指南》一书之冗杂不足以传也。今得此书，略见先生心力之所在，故乐得为之序。

嘉庆十九年六月同里石韫玉序

吴　序

　　吾吴叶天士先生以医名，手到病除，迄今数十年，贩夫竖子①，类能举其名字。植德既高，后裔皆才俊。孙堂，精音律，有《纳书》、《楹业谱》行世。曾孙铨，以名诸生献赋，授官中书②，予咸与之友，顾未尝轻言医，盖守先生之遗训严矣。铨早世③，其子滋，亦能文，邮寄先生所著《本事方释义》示予，而请为之序。予受而读之，叹曰：医之为道，虽本性生，未有不成之于学者也。先生天禀颖特，于岐黄家言，无所不窥。既得宋集贤院学士许叔微所撰《本事方》，抉精探微，为之句比字栉，而务发挥其所以然。精审不苟，实为晚年论定之书。然后知先生神明规矩，其于古人成法，沉潜默识，而后能变化从心若是。余深痛夫乡曲小夫，目不知书，骋其师心自用，而以性命为尝试，真所谓以药饵为刀刃者。呜呼！得先生是书，熟读而深思之，其尚知所返哉！抑予往尝见俗子佣书，遇古医方脱落残缺，辄任意补缀，一字之讹，流毒杀人。

---

① 贩夫竖子：贩卖货物的小商人和童仆。泛指社会地位低下之人。
② 中书：清代官名，在内阁中担任撰拟、记载、翻译等工作，官阶为从七品。
③ 早世：世当作逝。言其早逝。

是书得滋与其世父①钟遍求宋刊善本，详加校正，叶氏之有后，可喜也，且援以为习医而细心读书者法。

嘉庆十九年四月望日同里吴云谨序

---

① 世父：即伯父。

朱　序

　　天士先生生应星占①，少研儒术，天才汗漫，三余爱涉岐黄；人事崎岖，一艺强名和缓，遂乃宣扬金匮，游戏银丸，手援祛獭之针，门驻悬蛇之辂。世惊其视垣一方，证肺六叶，触手生春，离法得意，传为华佗天授，以识分铢，俞跗②神通，治蠲汤液矣。不知其胙③枕奇咳，磨研理论，晞④虱凝精，绣鸳开觉者，盖有在也。兹裔孙澹安先生是以有《类证普济本事方释义》之刻。《本事方》者，宋集贤院学士许叔微之所著也，学士负希文⑤之志而晦于医，高卢扁之名而轶于史。始缘甄权⑥之孝而练其术，终法陆贽⑦之仁而笔诸书，彼其五诊精参，六微洞究，严析夫四然二反之交，匀调乎三佐一君之用，其通微则秦氏之禁方地，其集验则仓公之诊籍也。特以措词近古，聱牙或骇殷盘，

① 星占：古代星占学中星与人所处的位置。通过观测星辰运行，可预知人之祸福。
② 俞跗：相传为上古时黄帝臣子，善医术。
③ 胙（zuò）：藉。
④ 晞：干燥。
⑤ 希文：北宋著名政治家、文学家范仲淹，字希文。著有《范文正公集》。
⑥ 甄权：唐初医学家，著有《脉经》、《针方》等书。
⑦ 陆贽：唐朝翰林学士，字敬舆。贬忠州别驾时，辑有《陆氏集验方》。

加之刊本传讹，触目颇嗟燕烛。先生乃取家藏善本，罄心摘玄，出意译秘，成《释义》十卷，将付剞劂氏而未果也。今日者宰树逾围，楹书感涕，持夸朋好，群惊仙遇龙威，为体痌瘝①，弗忍秘同鸿宝，裔孙等爰出藏山之本，谨刊行世之书。呜呼！百年手泽，一寸心田，不禁对是编而慨乎有感也。缅惟黄土抟人，赭鞭别草，论量五色，黄神探俞穴之微；消息三停，素女发明堂之诀。嗣是礼课十全，传称三折。《汉志》七家，唐官四属，医术尚矣！经方夥矣！然而道经委蜕，技绝针刍，仙井湮沦，灵虚鬻橘。训医为意，几多胶柱以调弦；用药如兵，无奈学书而费纸。夫古者郑人谛色，耶律窥形，铜穴胸罗，竹筵指喻。岂有影测支兰，漫施案机。无如闻病之阴阳易遁，隔帷之色候难区。桓侯无恙，谁徵腠理之邪？壶子藏机，艰辨权衡之气，加以一方必佐使相须，一草复根茎异性。苦忆鲦②鱼，最良已瘘，谁知萱草，不定忘忧。而又或悖刚柔之剂，或乖配合之宜，谓巴豆而可君，信乌头以为帝，假云用毒攻毒，可复以寒增寒？此诊脉之与处剂并难也。有此二难，重之两失，经谈五运，窥天莫验有无；法列九针，论益岂兼补泻。病瘖胡域乎春阳，病痤讵拘乎辛水。执叔和《脉诀》，宁赋形秉气之皆

---

① 痌瘝：疾病，《书·康诰》：痌瘝乃身。
② 鲦（tiáo）：鱼名。

同；袭廷绍①成方，奈枳实豆汤之不效。至若绍兴南局，香燥偏多；完素②北人，寒凉入主。子和③务泻实之方，丹溪持补阴之剂。尚温则熨五分之是炫，用冷则瓶百灌而弗衰。究之六芝五石，投宜自是同功，斗火盘冰④，执己终无一是，此泥古之与偏私并失也。澹安先生暨其犹子讷人、半帆等，雅游竹素，弗业刀圭，非持门风，务标宗数，第以仙瓢宛在，难私一卷之经；命钥攸关，合扩千金之德。幸读者细绎殚精，神明应手。果堪遇学士于卷中，快领凿心之斧，讵假起先生于地下，更施续命之汤。

嘉庆甲戌孟冬朔日吴县朱昌和谨序

---

① 廷绍：五代南唐时医家吴廷绍，曾为太医令。
② 完素：金代医家刘完素，字守真，著有《宣明论方》等书。
③ 子和：金代医家张从正，字子和，著有《儒门事亲》等书。
④ 斗火盘冰：宋代医家石藏用，临床喜用热药；与之同时的名医陈承，治病喜用凉药。二人用药偏执，但均有效，故时人有"藏用担头三斗火，陈承箧中一盘冰"之语。

许学士普济本事方原序

医之道大矣。可以养生，可以全身，可以尽年，可以利天下与来世，是非浅识者所能为也。苟精此道者，通神明，夺造化，擅回生起死之功，则精神之运，必有默相于冥冥之中者，岂可谓之艺与技术为等耶？窃疑上古之时，如岐伯辅黄帝，伊尹相商王，皆有方书，以瘳民瘼。逮及后世，周有和、缓①，秦有扁鹊，汉有仓公，魏有华佗，宋有徐文伯②，唐有孙思邈，又皆神奇出人意表，背望踵蹑，代③不乏人。自兹以往，其妙不传，间有能者，仅可一二数。何古人精巧如是而今人之不逮也。予尝思之，古人以此救人，故天畀其道，使普惠含灵；后人以此射利，故天啬其术而不轻畀，予无足疑者。予年十一，连遭家祸，父以时疫，母以气中，百日之间，并失怙恃④。痛念里无良医，束手待尽。及长成人，刻意方书，誓欲以救物为心。杳

---

① 和、缓：医和、医缓，春秋时秦之名医。
② 徐文伯：南北朝医家，著有《疗妇人瘕》、《药方》等书。
③ 代：原作"民"，诸本同，据《普济本事方》改。
④ 怙恃：父母之代称。《诗·小雅·蓼莪》：无父何怙，无母何恃。

冥之中，似有所警。年运而往，今逼桑榆①。漫集已试之方及所得新意，录以传远，题为《普济本事方》。孟棨有《本事诗》，杨元素有《本事曲》，皆有当时事实，庶几观者，见其曲折也。予既以救物为心，予而不求其报，则是方也，乌得不与众共之。

---

① 桑榆：喻垂老之年。刘禹锡酬乐天咏《垂老》诗："莫道桑榆晚，为霞尚满天。"

类证普济本事方序

甚哉！治病於未病之先者，无其人哉！世皆治病於已病之后，于是乎方立。然方固不同。有传之于古，有验之于今，有得之师授，有得之人传。总未明乎方之旨，以及药之升降、浮沉、寒热、温平、良毒之性，与夫宣通、补泻、轻重、滑涩、燥湿、反正、类从之理，而徒执方以疗病，犹夫未能格知诚正，而欲秉国钧，执国政，致斯民于仁寿之域也，得乎哉？故良医与良相同尊，有由来也。许子叔微，白沙人也，夙颖慧，嗜岐黄。绍兴中举进士，仕翰林学士，服官之暇，研究经论。每遇疑难，必阐其蕴，发其微，究其源，穷其奥，以故奇证怪病，皆能疗之。手著《伤寒发微论》、《伤寒百证歌》、《议证二十二篇》、《仲景脉法》诸书，皆脍炙人口。至《本事方》其后焉者也。举生平救治诸方投而辄验者，集成一书。分为十卷，名曰《证治普济本事方》。于本事而颜之曰普济，不特以慈祥恺恻之怀，发而为救世利民之事，并欲使黄冠缁衣①，咸受其化裁，不致抱疴而莫救，庸医昧士，俱遵其例派，毋庸杜撰以争奇。故于方后，或述病源，或明用药，使人一览而易晓焉。向使许子非沉溺于三皇

---

① 黄冠缁衣：僧道专用之衣帽，此泛指僧道。

五帝之书，浸淫乎诸子百家之说，乌能出奇无穷，良效如是？业医者得其方而玩索之，识见于是而益开，举业于是而益粹。即不知医者，身处乎僻壤穷乡，求良医不速者，得是书而珍惜之，开卷亦可检方，斟酌即能自药。其有补于天下后世也，岂浅鲜哉！是亦普济之义也夫。

钱开礼谨序

类证普济本事方

坊刻王氏本备录计二十七条

第一卷计第一条

苏合香圆① 治气中暴厥。

白术 青木香 乌犀角屑 香附子炒去毛 朱砂研，水飞 诃黎勒煨，取皮 白檀香 安息香另末，无灰酒一升熬膏 沉香 麝香研 丁香 荜茇各二两 龙脑研 苏合香油各一两，入安息香膏内 熏陆香②一两，别研

上为细末。入研药匀，用安息香膏并炼白蜜和剂。每服旋圆如梧子大。早取井华水，温冷任意，化服四圆，老人、小儿化服一圆。温酒服亦得。并空心服之。腊纸裹一圆如弹子大，绯绢袋当心带之，一切邪神不敢近。

第二卷计九条

卫真汤 按：在黑锡圆下。 治丈夫妇人元气衰惫，荣卫怯弱，真阳不固，三焦不和。上盛下虚，夜梦鬼交。觉来盗汗，面无精光。唇口舌燥，耳内蝉鸣。腰痛背倦，心气虚乏。

---

① 圆：同丸。下同。

② 熏陆香：即乳香。

精神不宁，惊悸健忘，饮食无味，日渐瘦悴。外肾湿痒，夜多小便，肿重冷痛，牵引小便。足膝缓弱，行步艰难。妇人血海久冷，经候不调，或过期不至，或一月两来。赤白带下，漏分五色。子宫感寒，久不成孕，并皆治之。此药大能生气血，遇夜半子时肾水旺极之际，补肾实脏，男子摄血化精。诸病未萌之前，皆能制治，使不复为梗。

人参一两半 　当归酒浸一宿 　青皮去白 　丁香各一两 　川牛膝童便、酒各半盏，浸一宿 　生地黄各二两 　白茯苓 　木香 　肉豆蔻 　熟地黄温水洗 　山药各三两 　金钗石斛五两

上为细末。每三大钱，酒调下，盐汤亦得，空心食前一服。妇人诸病，童便同酒调，空心服。

鳖甲圆 　按：在石斛散下。 　治劳嗽虚证，及鼻流清涕，耳作蝉鸣，眼见黑花，一切虚证。丈夫妇人皆可服。

五味子二两 　鳖甲 　地骨皮各三两

上为末，炼蜜圆如梧子大，空心食前，温酒或盐汤任意服三、五十圆。妇人醋汤下。

此方乃曲江人家秘方，服效者众，且处方有理。

治气虚头疼**又方** 　按：在第二方之下。 　治肾虚头痛。

硫黄 　食盐等分

为末，水调生面，和圆梧子大。每薄荷茶下五圆。

白附子散**又方** 　治偏正头风。

白附子 　白芷 　猪牙皂荚去皮，等分

为末。食后茶清服，仰卧少顷。

荆芥散 　按：此下三方，在羚羊角散之下。 　治头风。

荆芥 　石膏煨①成性，等分

上为细末。每服二钱，姜三片、葱白三寸和须使，水一

---

① 煨：诸本同，疑为"煅"。

盏，煎至七分，食后服。

透顶散 治偏正头风，夹脑风①，并一切头风，不问年深日近。

细辛表白者，三茎　瓜蒂七个　丁香三粒　糯米七粒　脑子②
麝香各一黑豆大

上将脑、麝乳钵内研极细，却将前四味研匀，另自治为末，然后入乳钵内荡起，脑、麝令匀，用瓦罐子盛之，谨闭罐口。患人随左右搐之一大豆许，良久，出涎一升许则安。

又方

女人头晕，天地转动，名曰心眩，非血风也。胆子矾③一两，细研。胡饼④剂子一个，按平一指厚，以篦子勒成骰子大块，勿界断，於瓦上焙乾。每服一骰子，为末，灯心竹茹汤调下。

黑龙圆**又方** 治八般头风。

草乌尖　细辛等分　黄丹少许

上为细末，用苇管搐入鼻中。

又方

头风白屑痒甚。

藜芦末沐头，擦之，紧包二日夜，避风，效。

第三卷计一条

川芎圆 按：在芫花圆下　治膈上痰。

川芎二两，细锉，慢火熬熟　川大黄二两，蒸令乾

---

① 夹脑风：病证名，头风之一种，其特点是两太阳连脑皆痛。
② 脑子：龙脑冰片之别名。
③ 胆子矾：即胆矾。
④ 胡饼：即烧饼。

上件焙乾为末。用不蛀皂角五、七挺，温水揉汁，绢滤出渣。瓦罐中熬成膏。和前二味为圆如桐子大。每服十五圆，小儿三圆，姜汤下。

第四卷 计三条

灵砂丹**又方**　治热毒赤痢。

黄连二两，切，瓦焙令焦，当归一两，焙为末，入麝香少许。每服二钱，陈米饮下。佛智和尚在闽以此济人。

寒热痁①疾方　按：在地仙散下

人言②一钱　绿豆根

为末，无根井水圆绿豆大，黄丹为衣。阴乾。发日五更，冷水下五七圆。

酒浸牛膝圆　按：在鹿茸圆下。　治腰脚筋骨痿无力。

牛膝三两，炙黄　川椒半两，去目并合口者　附子一个，炮去皮脐虎胫骨真者半两，醋炙黄

上咬咀，用生绢作袋，入药扎口。用煮酒一斗，春、秋浸十日，夏浸七日，冬浸十四日，每空心饮一大盏。酒尽，出药为末，醋糊为圆。每服二十圆，空心，温酒盐汤任下，忌动风等物。

第五卷 计十七条

槐花散**又方**　治肠风下血。

五倍子　白矾各半两

---

① 痁（shān）：疟疾。
② 人言：出自《本事方》，为砒石之别名。

为末，顺流水圆梧子大。每服七圆，米饮下，忌酒。

又方 治酒痢下血。

百药煎、五倍子、陈槐花等分，焙研末，酒和圆梧子大，每服五十圆，米饮下。

_{肠痔下血}**又方** 治热毒下血方。

金星草① 干姜②_{各三两}

为末，每服一钱，新汲水下③。

_{梅师方}**又方** 治衄血不止。

薄荷汁滴之，或以干者水煮，棉裹塞鼻。

热病后眼患方 按：在菊花散下 治诸眼患，因热病后毒气攻眼，生翳膜遮障。服此药遂旋消退，不犯刀针。

青葙子 防风 枳壳_{各一两} 茺蔚子 细辛 黄连_{各半两} 枸杞子 泽泻 生地黄 石决明_{各一两半} 车前子 川当归 麦门冬_{去心，各二两}

上各如法修治，焙干为末，炼蜜圆如梧子大。每服三十圆，饭饮吞下。忌一切热毒物。

治睛疼难忍者方 按：以下三方在庞安常二方下。

川当归 防风 细辛 薄荷_{各等分}

上为末。每三钱，麦门冬熟水调下，食后，日、午、夜卧各一服。

针头圆 治男、妇、室女、小儿诸般赤眼。

川乌尖_{七枚，怀干} 白僵蚕_{七枚，去嘴怀干} 鹏砂④_{十文}

上为末，用猪胆汁调药成软块，摊碗内。荆芥、艾各一

---

① 金星草：有多种。据《嘉祐本草》所载，应为水龙骨科植物大果密网蕨之全草。

② 干姜：原作"冰干姜"，诸本同。

③ 下：原作"上"。

④ 鹏砂：即硼砂。

两，皂角小者一茎，烧，将药复熏之。常将药膏搅匀转，又摊又熏，以皂角、荆芥、艾尽为度，再收成块。用油纸裹，入地中。冬天两日夜，夏天一夜，春、秋一日夜，取出圆如针头大。每一圆入眼中，妙。

又方

眼生黑花，年久不治者。椒目炒，一两，苍术炒，一两，为末，醋和圆梧子大。每服三十圆，醋汤下。

犀角升麻汤**又方** 治牙齿疼痛方。

大川芎劳一个，入旧糟内藏一月取，焙，入细辛同研末，揩牙。

又方 治牙齿肿痛方。

马齿苋一把，嚼汁渍之，即日肿消。

又方

风虫牙痛，龈常出血，渐①至崩落、口臭，极效。大黄，米泔浸软，生地黄，各旋切一片，合定贴上，一夜即愈。未愈再贴。忌说话，恐引入风。

口生疮方**又方** 按：以下五方，俱在口生疮方下 治膈上热极，口舌生疮方。

腻粉②一匕 杏仁七粒，不去皮尖

上二味，临卧时细嚼，令涎出则吐之。用温汤漱口，未痊可又用。

又方 治同上。

胆矾一块，用百沸汤化开，含漱一夕，可瘥八分。

又方 治口舌生疮方。

用生姜一块，临睡时细嚼含睡，不得出气，眠著不妨，睡

---

① 渐：原作"斩"，诸本同，据文义改。

② 腻粉：即轻粉。

觉咽下。

加减甘露饮 治男子、妇人、小儿胃客热，口臭牙宣，赤眼口疮，一切疮疼，已散未散，皆可服之。

熟地黄　生地黄　天门冬去心　黄芩　枇杷叶　山茵陈　枳壳　金钗石斛各一两　犀角尖　甘草各五钱

上为末。每服二钱，水一盏，煎至七分，去渣，食后临卧温服。小儿一服分作两服，更斟酌与之。

又方 治虚壅上攻，口舌生疮。

草乌一个　南星一个　生姜一块

为末，醋调作掩子，贴手脚心。

黄芪汤**又方** 治耳卒聋闭方。

以鼠胆汁二枚滴之，如雷鸣时即通。

第六卷计五条

治鼠瘰、瘰疬方 按：以下五方，在决明甘草汤下。
刺猬皮，瓦上炒，研末，加水银粉敷。

又方 治同上。

土附子一枚　食盐三斤　小便五升

上三味，同浸半月日，取出，将附子去黑皮，阴干为末。用黑豆煮烂，研为膏，圆附子末如梧子大。每服十圆，酒吞下，早晚二服。

火丹方 治丹从脐起。

槟榔末，醋调敷之。

又方 治烟火丹发从背起，或两胁及两足赤如火。

景天草、真珠末一两，捣和如泥涂之。

又方 治萤火丹从头起。

慎火草①，和苦酒涂之。

第七卷计一条

染须发方 按：在卷末。

生地黄一斤，生姜半斤，各洗，研自然汁，留滓用。不卧。皂荚十条，去皮弦，蘸汁，炙至汁尽为度，同入罐内，泥固，煅存性，为末。用铁器盛末三钱，汤调停二日，临卧染须发，即黑。

---

① 慎火草：《本经》之慎火，《千金方》之慎火草，均为景天之别名。

普济本事方治药制度总例

古之圣人，不治已病而治未病，是以民无夭札^①，物无疵疠^②，患病者少，故无方药以治病也。后世之人不然也，以酒为浆，以妄为常，不知持满，不时御神，务快其心，匿于生乐，起居无时，饮食无节，奸贪诈伪，无所不至，以致六气侵于外，七情扰于中，故人每每多病。所见之病，或内因，或外因，或不内外因。或暴至，或因循，病态百出，不得不有赖于金石、草木、昆虫、鸟兽、鳞介之药也。然而必土产之道地，炮制之精良，按方留心施治，无不效验。否则虽是长桑、扁鹊、仲景诸贤之方，投之不得效验也。非惟无益于病，抑且有害于人，则道地之与炮制，岂可忽乎哉？但炮制之法，宜生宜熟，宜刀圭^③，宜㕮咀，宜酒制，宜酥炙，当悉遵雷公制度，庶不悖古人立方之意。仆不揣鄙陋，聊赘数言，以供同志之采择云。白沙许叔微知可氏谨识。

菟丝子，酒浸。曝焙干用。纸条子同碾，即便为末。

---

① 夭札：遭疫疠而早死。
② 疵疠：灾害，疾病。
③ 刀圭：指古代一种量药末的器具，形状如刀圭的圭角，一端是尖形，中部略凹陷，一刀圭约等于方寸匕的十分之一。

半夏沸汤浸至温，洗去滑，换汤洗七遍，薄切焙。

乳香，挂窗孔中风乾研，或用人指①甲研，或以乳钵坐水盆中研。

天雄、附子、乌头②，灰火炮裂，去皮、尖③用。

牡蛎，盐泥固济干，火烧通赤，去泥用。

鹿茸，酥炙黄，燎去毛。

诸角，镑治为细末方入药。

苁蓉、牛膝，酒浸水洗，焙干用。

破故纸、蛇床子、茴香，炒令香。

桂，去粗皮，取心用，不见火。

葶苈，苦者炒令香。

桃、杏、郁李仁，皆去皮尖，微炒。

天、麦二门冬，略用水渰④，去心。

杜仲，去皮，锉如豆，炒令黑。

桑螵蛸，涂酥，慢火炙令香。

大黄，以温纸裹，甑上蒸。

枳壳，去穰细切，麸炒黄。

厚朴，去粗皮，生姜汁炙。

椒，去目并合口，微火炒，地上出⑤汗。

前胡、柴胡、藁本，皆去苗净洗。

诸花，皆去萼及梗。

---

① 指：原作"执"，诸本同，据《普济本事方》改。
② 乌头：《普济本事方》另作一条。
③ 尖：《普济本事方》作"脐"。另条乌头方下作"尖"。
④ 渰：湿润。
⑤ 出：原脱，诸本同，据《普济本事方》补。

远志、牡丹、地骨皮，去心。

阿胶，碎之，蛤粉炒成珠子。

石苇、枇杷叶，温水浸，刷去毛，焙。

蛇蜕、蝉蜕，洗去土炙。蝉去头、足。

巴豆，去皮、心膜，细研，新瓦上出油。

蛇黄①，炭火煅通赤，醋淬三、五度。

酸枣仁，微炒，去皮研。

当归，洗去芦，薄切，焙干称。

花蛇、乌蛇肉，酒浸，去皮骨炙。

真珠母，未钻真珠也，研如粉。

吴茱萸，浸七次，焙。

香附子，麸炒，舂去皮。

芫青、斑猫②，去头、翅、足。

败龟、虎骨，并酥炙。

僵蚕，去丝、嘴，炒。

乾漆，炒至大烟出。

防风，去钗股者。

皂角，去皮弦，炙用。

茵芋，去梗，锉，炒用。

木鳖，去壳研。

虎睛，酒浸，切，焙。

威灵仙，去苗，洗。

紫苏子，淘洗。

---

① 蛇黄：为蛇含石之别名。
② 斑猫：即斑蝥。

鳖甲，醋炙黄。

黄连，去须用。

甘草，炙。

干姜，炮。

蜈蚣，去头足。

蝎，去毒。

水蛭，炒焦。

柏子仁，研。

茯神，去木。

细辛，去叶。

神曲，碎炒。

青皮，去白。

茯苓，去皮。

校刻本事方释义例言

一、是书家藏原稿残缺，壬申秋，始从顾氏假①得全书，谋付梓。因书经传抄，不无讹脱，参考数月，始得告竣。意主校对，故并列异同，不敢以己意断其是非。

一、释义所据原书，措辞简净，与世行坊刻云间②王氏本迥异，乃是家藏善本。而许氏原书，录在中秘，民间无从取证，惟宋刊前六卷残本，及周氏蕴石后四卷抄本，多与相合，故专用一本参校，而坊本不复赘入。然坊本具在，读者取而互阅之可也。

一、是书既多鲁鱼之讹③，而宋本及周本亦多纰缪，似仍不及释义所据本也。今一以释义原本为主，而二本之互异者，注于每句之下。

一、诸本语句不同，而于义无别者，不复注明，以省轇辐④。

一、自宋本、周本而外，藏书家颇多，旧抄本有可参校异同者，亦为采入。

一、诸本俱聱牙难读，则仍并注坊本，以备参考。

---

① 假：借。
② 云间：旧江苏松江府之别称。
③ 鲁鱼之讹：文字相似，容易写错。此处指传抄中容易发生错误。
④ 轇辐：交错纠缠，文字太多，内容太广。此指篇幅。

一、书中所引《素问》、《千金方》诸书，既经作者删节，语句不必尽合，其或义有相歧，亦间为注出，然不免挂漏也。

一、原本不存旧序，而宋本有许氏自序一篇，又无名氏旧抄本有钱开礼一序，今并补入。

一、原本有治药总例一则，当是治药引言，为宋本所缺，而制度，各条则无之，今从宋本补入，恰如觅得玉合子也。

一、《释义》主于畅达，其或复述原文，亦镎于①申之之意，读者勿讶其词繁不杀也。惟字句偶有不顺，或亦传写之误，略为条贯其辞。

一、《释义》辨药之气味及所入经络，或繁简不同，或前后互异，对病发药，不可拘以一律，今悉依原本，不易一字。

一、凡参校增入之注，俱冠一按字，以别于原文。

一、坊刻所载之方，较诸本独多，不知为后人窜入，抑仍许氏所增损也。今悉附录于后，不欲以无《释义》而置之。

一、是书自宋刊残本外，唯凭抄本校对，其药味分两，间有参差，在用之者自能临证变通。然何如归于一是为无憾乎，倘藏书家收弆②善本，慨然出示，俾得更加考订，补附卷末，于以嘉惠斯世，则亦不负学士普济之意云。

曾孙钟　元孙滋、潮谨识

---

① 镎于：古代乐器。
② 弆（jǔ）：收藏。

附：叶香岩传

长州沈德潜撰

君名桂，字天士，号香岩。先世自歙县迁吴。诸生隆山公，曾祖也。祖紫帆，有孝行，通医理。至君考阳生而精其术。范少参长倩无子，晚得茯庵太史，生无谷道，啼不止。延医视之，皆束手。阳生翁至曰：是在膜里，须金刀割之。割之而谷道果开。太史既长，为紫帆翁作传以报焉。君少从师受经书，暮归，阳生翁授以岐黄学。年十四，翁弃养①，君乃从翁门人朱君某专学为医。朱君即举翁平日所教教之，君闻即彻其蕴，见出朱君上，因有闻于时。君察脉，望色，听声，写形，言病之所在，如见五藏癥结。治方不执成见，尝云：剂之寒温，视疾之凉热。自刘河间以暑火立论，专用寒凉。东垣论脾胃之火，必务温养，习用参附。丹溪创阴虚火动之说，又偏于寒凉，嗣是宗丹溪者多寒凉，宗东垣者多温养。近之医者，茫无定识，假兼备以幸中，借和平以藏拙，甚至朝用一方，晚易一剂，而无有成见。盖病有见证，有变证，有转证，必灼见其初终转变，胸有成竹，而后施之以方，否则，以药治药，实以人试药也。持论如是，以是名著朝廷，下

---

① 弃养：父母去世的婉称。

至贩夫竖子，远至邻省外服①，无不知有叶天士先生，由其实至而名归也。居家敦伦纪，内行修备，交朋友以忠信，人以事就商，为剖析成败，如决疾然，洞中窍会。以患难相告者，倾橐拯之，无所顾藉。君又不止以医擅名者。没年八十，配潘孺人。子二：奕章、龙章。奕章亦善医，以君名掩。孙二：堂、坚。曾孙三人，习儒业，食君之德，高大家声将于是乎在。

论曰：自太史公②传仓公，件系其事。陈承祚③作《华佗传》因之。后戴九灵④、宋景濂⑤仿其体作《名医传》。君不欲以医自名，并不欲以医传后。临殁诫其子曰：医可为而不可为，必天资敏悟，又读万卷书而后，可借术济世。不然，鲜有不杀人者，是以药饵为刀刃也。吾死，子孙慎无轻言医。呜呼！可谓达且仁矣。

---

① 外服：此指受中国传统文化影响较深的国家，如朝鲜、越南等。
② 太史公：西汉史学家、文学家司马迁，元封三年任太史令，故后人称其为太史公，所著《史记》，亦称《太史公书》。
③ 陈承祚：三国蜀汉史学家陈寿，字承祚，著有《三国志》。
④ 戴九灵：元代学者戴良，字叔能，号九灵山人，著有《九灵山房集》。
⑤ 宋景濂：元末明初文学家宋濂，字景濂，号潜溪，著有《宋学士全集》，为《元史》主编。

目　　录

卷第一

宋白沙许学士原本

长洲叶桂香岩释义

治中风肝胆筋骨诸风

治肝经因虚，内受风邪，卧则魂散而不守，状若惊悸。**真珠圆**。

真珠母三分，研细同碾　熟干地黄　当归各一两半　人参　柏子仁　酸枣仁各一两　云茯神　暹罗犀角　龙齿　海南沉香忌火，各半钱

上为细末，炼蜜为圆如梧子大，辰砂为衣。每服四五十圆，金银薄荷汤送下。日午、夜卧服。

释义：此安神熄风之方也。真珠母气味咸寒，入足厥阴，以之为君。熟地黄气味甘寒微苦，入足少阴。当归气味苦辛甘微温，入手少阴。二味为臣。人参气味甘微温。入足阳明。柏子仁气味苦辛微温，入足厥阴。枣仁气味苦平，入手少阴。茯神气味甘平，入手少阴。犀角气味苦酸咸寒，入足厥阴。龙齿气味凉涩，入足厥阴。沉香气味辛微温，入足少阴。以之为佐、使者，因肝虚受邪，内风鼓动，致神魂不守。藉水之滋养，肝风得熄，飞扬者得以镇静，使坎离交合，神旺气和，自然安适矣。

独活汤

独活黑者　防风　华阴细辛　酸枣仁　前胡　半夏曲　五

1

味子 沙参 羌活 甘草 白茯苓 人参各一两

上为粗末，每服四大钱。水一盏半，生姜三片，乌梅肉半个，同煎至八分，去滓。不拘时候。

释义：此祛风养正之方也。独活气味苦辛甘平，气味俱薄，浮而升，阳也，入足厥阴、少阴，引经之风药，故以之为君。防风气味辛甘温，入手、足太阳之风药。细辛气味辛温，气厚于味，阳也，入足厥阴、少阴，引经之药。枣仁气味苦平，入手少阴。前胡气味苦辛微寒，阳中之阴，降也，入手足太阴、阳明之风药，其功长于下气。半夏气味苦辛微温，沉而降，阴中阳也，入足阳明，除痰散逆。五味子气味酸苦咸微温，收敛散逆之气，入足少阴。沙参气味甘苦微寒，能补五脏之阴，入足厥阴。羌活之气味与独活同，入足太阳，兼能利水。甘草气味甘平，兼通入十二经络，诸味得之，皆能缓其性，乃君子之品也。茯苓气味甘平淡渗，入足阳明，引诸药达于至阴之处。人参气味甘微温，入足阳明，能补五脏之阳，使身中正气大旺，外邪不能侵犯矣。

绍兴癸丑，予待次四明①。有董生者，患神②气不宁，每卧则魂飞扬，觉身在床，而神魂离体，惊悸多魇，通夕无寐。更数医而不效。予为诊视，询之曰：医作何病治？董曰：众皆以为心病。予曰：以脉言之，肝经受邪，非心病也。肝经因虚，邪气袭之。肝，藏魂者也，游魂为变。平人肝不受邪，故卧则魂归于肝，神静而得寐。今肝有邪，魂不得归，是以卧则魂飞扬若离体也。肝主怒，故小怒则剧。董欣然曰：前此未之闻，虽未服药，已觉沉疴去体矣。愿求药法。予曰：公且持此说与众医议所治之方，而徐质之。阅旬日复至云：医遍议古今

① 四明：浙江旧宁波府之别称。

② 神：原作"作"，诸本同，据《普济本事方》改。

方书，无与病相对者。故予处此二方以赠，服一月而病悉除。此方大抵以真珠母为君，龙齿佐之。真珠母入肝经为第一，龙齿与肝同类故也。龙齿、虎睛，今人例作镇心药。殊不知龙齿安魂，虎睛定魄，各言类也。东方苍龙，木也，属肝而藏魂。西方白虎，金也，属肺而藏魄。龙能变化，故魂游而不定。虎能专静，故魄止而有守。予谓治魄不宁者，宜以虎睛。治魂飞扬者，宜以龙齿。万物有成理而不说，亦在夫人达之而已。

治中风虽能言，口不喎斜，而手足軃①曳，脉虚浮而数，风中腑也。盖风中血脉按：宋本无血字则口眼喎斜，风中腑则肢体废，风中脏则性命危。凡风中腑，宜汗而解。**星附散**。

天南星　半夏二味薄切，姜汁浸透　川乌　白附子　黑附子
白茯苓　人参　白僵蚕　没药以上各等分

上为粗末，每服二钱，水酒各一盏，同煎至八分，去滓热服，二三服，汗出瘥。顷在桐庐，有人患此证，三投此药得汗，手足能举。

释义：天南星气味苦辛温，食之令人麻，入手、足太阴脾肺之药。半夏气味苦辛温，入足阳明，除痰散逆。川乌气味辛大热，入足太阳、少阴，外邪透骨者，非此不能入。白附子气味辛甘大温，入足阳明，神迷痰塞者，非此不能醒。黑附子气味辛大热微咸，入手、足少阴。茯苓气味淡渗甘平，入足阳明。人参气味甘温，入足阳明，守定中宫正气，群药得以流行。白僵蚕气味咸辛，入手、足阳明，引药入络。没药气味苦平辛香，入足阳明，能散血而引药入络。盖中风原系急病，经络诸窍闭塞，非守护中宫正气，则群剂辛热攻邪之药何由奏效？此真祛邪扶正之方也。

治体虚有风，外受寒湿，身如在空中，**二生散**。

---

① 軃（duǒ）：指肢体下垂。

生附子去皮脐　生天南星各等分

上二味，㕮咀①，每服四大钱。水一盏半，生姜十片，慢火煎至八分，去滓服。戊午年，予在新安有此疾，张医博子发授此方，三服愈。

释义：此攻邪祛病之方也。外有风邪，内有湿邪，身如在空中，补药难投。取生附子气味辛热，直入手、足少阴，天南星气味苦辛温，直入手、足太阴；再佐以生姜之味辛达表，使内外之邪不得停留。病既去，则正气自然渐复矣。

治中风忽然昏若醉，形体昏闷，四肢不收，风涎潮于上膈，气闭不通，宜用**救急稀涎散**。

猪牙皂角四挺，肥实不蛀者，去黑皮　晋矾光明者，一两

上细末，研匀。轻者半钱，重者三字匕。温水调灌下。不大呕吐，但微微冷涎出一二升便得醒。醒后缓而调，治按：宋本醒作惺，后作次。不可使大便。按：宋本作便大段，疑误，当从坊本作便大服②。亦恐过伤人。孙兆方。

释义：猪牙皂角，气味辛温开窍。晋矾气味凉涩，俱入手太阴、足阳明，能开窍，通经络，祛风，降痰涎。暴病救急之方也。得神清气爽，再当审药疗治。

治中风同前证。**胜金圆**。

生薄荷按：宋本注半斤　朱砂研，各半两。按：宋本无各字　瓜蒂末　藜芦末各一两　猪牙皂角二两，槌碎。水一升，同薄荷一处捣取汁，慢火熬成膏

上将朱砂末一分，与二味末研匀，用膏子搜和，圆如龙眼大，以余朱砂为衣。温酒化服一圆，甚者二圆，以吐为度。得

---

① 㕮咀：炮制方法之一。古人在无刀时，或为防刀具影响药效时，用嘴将药物咬成粗粒，以便加水煎服。

② 便大服：诸本同，据文义应是使大便。

吐即省，不省者不可治。《必用方》论中风无吐法，引金虎、碧霞为戒，且如卒暴涎生，声如引锯，牙关紧急，气门闭不行，汤药不能入，命在须臾，执以无吐法可乎？但不当用银粉药，恐损脾，坏人四肢尔。予每用此二方，每每有验。

释义：薄荷气味辛凉，入手太阴、足厥阴。朱砂气味苦温，入手少阴。瓜蒂气味苦寒，入手阳明。藜芦气味辛温，入手阳明。猪牙皂角气味辛温开窍，入手太阴。中风而致神昏肢痿，气闭不宣，卒暴生涎，声如引锯，非宣通不能效验，即吐法亦宣通之意也。

治一切风。**拒风丹。**

川芎四两　天麻　甘草各一两　防风一两半　荜茇半两　细辛三钱半

上细末，炼蜜和杵，分作三十圆。按：宋本作每两作三十圆。每服一粒，细嚼，荆芥汤或温酒下。寻常些小伤风，头痛鼻塞，项强筋急皆可服。予家常合，老幼所须之药。按：此下应照坊本，增入苏合香圆则后方贯，今将坊本所增备录附后。

释义：川芎气味辛温，上行头目，入足少阳、厥阴，引经之风药。天麻气味辛平，入足阳明、厥阴，能熄肝风，此头晕。甘草气味甘平，通和诸经络，防风气味辛甘温，入手、足太阳之风药。荜茇气味辛温，入足太阴，能通中宫之阳。细辛气味辛温，入足少阴，此乃偶因气郁伤风，头痛项强，鼻塞，痰逆如厥。辛散诸品佐以甘缓，则外邪去而正不伤，以之为丹丸者，亦缓治之法也。

世言气中者，虽不见于方书，然暴喜伤阳，暴怒伤阴①，忧愁失意按：宋本作不意。气多厥逆，往往多得此疾，便觉涎潮昏塞，牙关紧急，若概作中风侯，用药非止不相当，多致杀

① 阴：原作"云"，诸本同，据《普济本事方》改。

人尧①祐庚午，母氏亲遭此祸，至今饮恨。母氏平时食素，气血羸弱，因先子捐馆忧恼，忽一日气厥，牙禁涎潮。有一里医便作中风，以大通圆三粒下之。大下数次，一夕而去。予常痛恨，每见此证，急化苏合香圆四五粒，灌之便醒，然后随其虚实寒热而调治之，无不愈者。经云：无故而喑，脉不至，不治自已。谓气暴逆也，气复则已。审如是，虽不服药亦可。

范子默记崇宁中凡两中风，始则口眼㖞斜，次则涎潮闭塞，左右共灸十二穴，得气通。十二穴者，谓听会、颊车、地仓、百会、肩髃、曲池、风市、足三里、绝骨、发际、大椎、风池也，依而用之，无不立②效。

元符中，一宗人得疾，逾年不瘥，谒③医於王思和绎，思和具脉状云：病因惊恐，肝脏为邪，邪来乘阳明之经，即胃是也。邪盛不畏胜我者，又来乘肺，肺缘久病气弱全无，复受肝凌侮，其病时复头眩，瘛疭抽掣，心胞伏涎，久之则害脾气。要当平肝气使归经，则脾不受克。脾为中州土，主四肢一体之事，脾气旺则土生金，金旺则肺安矣。按：宋本上旺字作正。今疾欲作时，觉气上冲者，是肝侮肺，肺不受侮，故有此上冲。肝胜则复受金克，故搐搦也。以热药治之，则风愈甚，以冷药治之，则气已虚。肺属金，金为清化，便觉脏腑不调。今用中和温药，抑肝补脾，渐可安愈。今心忪，非心忪也，胃之大络名曰虚里，络胸膈及两乳间，虚而有痰则动，须臾时发一阵热者，按：宋本臾作更须。是其候也。服下三方，一月而愈。思和，名医，寓仪真时人少知者，后至都下，声名籍甚，为医官。政和中，度为黄冠，终蕊珠侍宸。**续断汤。**

---

① 尧：诸本同，据许叔微生卒年考，当作"嘉"。
② 立：原作"泣"，迳改。
③ 谒：原作"酒"，据《普济本事方》改。

续断 杜仲 肉桂 防风 牛膝 白茯苓 细辛 人参
甘草 当归 白芍药各一两 川芎 秦艽 川独活 熟干地黄各
三两

上为细末。每服二钱，水一盏，生姜三片，枣一个，同煎
至七分。空心食前稍热服。

释义：续断气味苦辛微温，入足厥阴，能续筋骨。杜仲气
味辛甘温，入足厥阴，益精气，壮筋骨。肉桂气味辛甘大热，
入足厥阴、少阴。防风气味辛甘温，乃足太阳引经之风药。牛
膝气味酸咸平，入足厥阴。茯苓气味甘平淡渗，入足阳明。细
辛气味辛温，入足少阴。人参气味甘温，入足阳明。甘草气味
甘平，入足太阴。当归气味辛温；白芍气味酸微寒，皆入足厥
阴。川芎气味辛温，入足少阳、厥阴，秦艽气味苦平，入手、
足阳明。兼入肝、胆。独活气味苦辛，入足少阴。熟地黄气味
甘寒微苦，入足少阴。因惊恐致病，脾受肝侮。土为金母，母
病则金不胜木，用抑肝补脾，旬安中下，渐可向愈矣。

薯蓣圆

薯蓣 人参 沙参 远志 防风 真珠母 紫石英研，水飞
茯神 虎骨各一两 虎睛一对。二味须真者 龙齿 华阴细辛
石菖蒲 五味子 丹参各一两。按：宋本作各一分

上细末，炼蜜为圆梧子大，每服三十圆至五十圆，金银薄
荷汤下，食后临卧服。

释义：薯蓣即山药也，气味甘平，入足太阴、阳明。人参
气味甘温，能补五脏之阳。沙参气味甘苦微寒，能补五脏之
阴。远志气味辛温，入手、足少阴。防风气味辛甘温，入足太
阳。真珠母气味咸苦寒，入足厥阴。紫石英气味辛温，入足厥
阴。茯神气味甘平，入手少阴。虎骨气味咸辛，入足厥阴。虎
睛气味咸平，入手太阴，能定魄。龙齿气味凉涩，入足厥阴，
能安魂。细辛气味辛温，入肾。石菖蒲气味辛平，入手少阴。

五味子气味酸苦咸微温，入肾，收敛散逆之气。丹参气味苦微寒，入手少阴。惊恐所致之病久不愈，致神不内守，魂魄飞扬，填补五脏之阴阳，使心肾交合，外邪乌能侵入耶？

独活散

川独活　白术　白茯苓　葳蕤　秦艽　柏子仁　甘草各一两　犀角　川椒去目，炒黑，出汗　熟干地黄　枳实　白芷　官桂各半两　人参一两。按：宋本作一分

上细末，每服二钱，水一盏，生姜三片，枣一个，同煎至七分，不拘时候服。

释义：独活气味苦辛甘平，入足厥阴、少阴。白术气味甘温微苦，入足太阴、阳明。茯苓气味甘平淡渗，入足阳明。葳蕤气味甘平，入手、足太阴。秦艽气味苦平，入手、足阳明，兼入肝胆。柏子仁气味苦辛微温，入足厥阴。甘草气味甘平，入足太阳。犀角气味苦酸咸寒，入足厥阴、手少阴。川椒气味辛温，入手、足太阴及命门。熟地黄气味甘寒微苦，入足少阴。枳实气味苦寒，入足太阴。白芷气味辛温，入手、足阳明，引经之药。官桂气味辛温，入足厥阴。人参气味甘温，入足阳明。即惊恐亦七情所伤之病，致脏腑偏胜不平，故用补五脏之药护持正气，虽用独活为主，再佐以辛温苦寒之品，使偏胜者得以和平，客病何由得入哉？

治风在肝脾，语塞脚弱，大便多秘。**地黄酒**。

熟干地黄四两　附子　茵芋　羌活　防风　芎劳各一两　石斛二两　丹参　牛蒡根各二两半　牛膝　杜仲　桂枝各一两半　大麻子一升

上细锉，入绢袋盛，宽贮之。用无灰酒一斗五升，封渍七日，逐日空心食前饮一盏，微醺，勿令吐。按：宋本微作常。

释义：熟地黄气味甘寒微苦，入足少阴。附子气味咸辛大热，入手、足少阴。茵芋气味苦温微辛，入足少阳、厥阴。羌

活气味苦辛，入足太阳、厥阴、少阳。防风气味苦辛甘微温，入手、足太阳。芎䓖气味辛温，入足少阳、厥阴，上行头目。石斛气味苦甘平微咸，入足太阴、少阴。丹参气味苦微寒，入手少阴。牛蒡根气味辛凉微苦，入手太阴，手、足阳明。牛膝气味酸咸平，入足厥阴。杜仲气味辛平微温，入足少阴、厥阴。桂枝①气味辛甘温达表，入足太阳。大麻子仁气味甘平，入手阳明、足太阴，润燥之品。此邪在肝脾之经络，语塞脚弱，便难。护持下焦正气，使攻病之味得行其志，则邪去而正自复矣。

治中风内虚，脚弱语蹇。**防风汤。**

石斛一两。按：宋本作一两半　干地黄　杜仲　丹参各一两一分

防风　川芎　麦门冬　桂心　川独活各一两

上为粗末。每服五钱，水一大盏半，枣一枚，同煎至八分，去滓温服。

释义：石斛气味甘平微苦咸，入足太阴、少阴。干地黄气味甘寒微苦，入足少阴。杜仲气味辛平微温，入足少阴、厥阴。丹参气味苦微寒，入心。防风气味苦辛甘温，入手、足太阳。川芎气味辛温，入足少阳、厥阴。麦门冬气味甘凉微苦，入手太阴、少阴。桂心气味辛甘大热，入足少阴、厥阴。独活气味苦辛甘平，入足少阴、厥阴之风药。因内虚中风，语蹇脚弱，表平温经之品，得风药之引入经络，祛邪扶正，其功岂不伟哉！

治中风入脾肝经年，四肢不遂，舌强语蹇。**竹沥汤。**

威灵仙　附子　桔梗　防风　蔓荆子　枳壳　川芎　当归各等分

上为粗末，每服四钱，水一盏，竹沥半盏，生姜三片，同

---

① 枝：原作"校"，迳改。

煎至八分，去滓温服，日三四，忌茗。

释义：威灵仙气味苦平微辛咸，去风利水，通十二经脉。附子气味辛咸大热，入手、足少阴。桔梗气味苦辛平，入手太阴及足少阴，能利咽喉。防风气味苦辛甘温，入手、足太阳。蔓荆子气味苦微温，入足太阳，上行而散。枳壳气味苦寒，入足太阴。川芎气味辛温，入足少阳，厥阴，能行头目。当归气味辛甘温，入心脾。此治风邪入肝脾，久不能愈者。诸药之升降搜逐，藉竹沥之甘寒滑润，兼能利窍，生姜之辛温达表，邪不能容留经络，其疾自当去矣。

治久风邪入肝、脾二经，言语不转。**防己汤**。

汉防己　防风　桂心　附子按：宋本注各半两　威灵仙按：宋本注三分　麻黄各半两。按：宋本无各字

上为粗末，每服四钱，水一盏，引子半盏，煎至七分，去滓温服，日三四。引子用竹沥、荆沥、地黄汁各一盏，生姜汁半盏，和匀用之。以上四方，庞先生传，审而用之，良验。

释义：汉防己气味辛平，能行下焦，祛风利湿，入足太阳。防风气味辛甘温，入足太阳。桂心气味辛甘大热，入足少阴、厥阴。附子气味咸辛大热，入手、足少阴。威灵仙气味苦微辛咸平，通利诸经络。麻黄气味辛温，入手太阴、足太阳，表散药中之峻者也。肝脾二经之风邪久不能去，得群药中之疏利，犹虑留邪，佐以竹沥、荆沥之甘寒而滑，生地黄汁之苦寒而润，生姜汁之辛温而通，邪岂能留耶？

治筋急项强，不可转侧。**木瓜煎**。

宣州木瓜二个，取盖去穰　没药二两，研　乳香一两，研。按：宋本本作一分，研

上二味，纳木瓜中，用盖子合了，竹签定之，饭上蒸三四次，烂研成膏子。每服三五匙，地黄酒化下。生地黄汁半盏，无灰上酝二盏和之，用八分一盏，热暖化膏。有人患此病，自

午后发，黄昏时定。予曰：此患必先从足起，经言：十二经络各有筋，惟足少阴之筋自足至项。大抵筋者，肝之合也。日中至黄昏，天之阳，阳中之阴也。又曰：阳中之阴，肺也，自离至兑，阴旺阳弱之时，故灵宝毕法云：离至乾，肾气绝而肝气弱，肝肾二脏受阴气，故发于是时，予授此方，三日而愈。

释义：木瓜气味酸平，入手、足太阴，能行下焦，治霍乱转筋诸恙。没药气味苦平，通瘀血，入足阳明。乳香气味辛微温，入手、足少阴，宣通瘀痹，病致筋急项强，不能转侧者。得木瓜之收敛正气，通行下焦，又兼二味之通瘀伸经，生地黄汁之润下，酒之辛温上升，使经络之中安妥，病何由得留哉！

同官歙丞张德操尝言，其内子昔患筋挛，脚不能屈伸者逾年，动则令人持抱，求医于泗水杨吉老，吉老云：此筋病也，宜服下三方。服一年而愈。

治筋极。**养血地黄圆**春夏服之。

熟干地黄十两。按：宋本作十分　顽荆按：宋本作一分　山茱萸五分　黑狗脊去毛，炙　地肤子　白术　干漆　蛴螬新瓦上炙。按：宋本作干之，炒　天雄　车前子各三分　萆薢　山羊胫骨按：此朱宋本作山芋，坊本亦然　泽泻　牛膝各一两

上细末，炼蜜杵和圆如梧子大。每服五十圆，温酒下，空心，夜卧服。

释义：熟地黄气味甘寒微苦，入足少阴。顽荆气味苦微温，入足太阳。山茱萸气味酸平，入足少阴、厥阴。狗脊气味苦平，入足太阳、少阴，能健筋强骨。地肤子气味苦微寒，入足太阳，能引诸药入皮肤。白术气味甘温微苦，入足太阴、阳明。干漆气味辛温，降而行血，入足厥阴。蛴螬气味咸微温，通瘀血，入肝明目。天雄气味辛大热，入下焦命门之品，热药中之峻者也。车前子气味甘寒，入足太阳、阳明，能利小便。萆薢气味苦平，利湿祛风，入足阳明、厥阴。山羊胫骨气味甘

温微咸，强筋壮骨，入足厥阴。泽泻气味甘苦微咸，入足太阳、少阴。牛膝气味酸咸平，入足厥阴。此舒筋养血之方也。肝脾肾三经既有专补之品，而搜风逐湿诸味，各得行其志以驱邪，焉有不获奇效者乎？

治筋痹肢节束痛。**羚羊角汤**秋服之。

羚羊角　皮桂按：宋本作肉桂　附子　独活各一两三钱半　白芍药　防风炙　芎劳各一两

上为粗末。每服三大钱，水一盏半，生姜三片，同煎至八分，取清汁服。日可二三服。

释义：羚羊角气味辛咸微寒，入足厥阴。皮桂气味辛热，入足少阴、厥阴。附子气味咸辛大热，入心、肾。独活气味苦辛甘平，入肝、肾。白芍气味酸微寒，入肝。防风气味苦辛甘，入手、足太阳。川芎气味辛温，入肝、胆。此通络养筋之方也。秋月诸气收敛，惟以一味酸收，诸味辛温行走，则正气收肃，而客病却矣。

治寒冷湿痹，留於筋脉，挛缩不得转侧。**乌头汤**冬服之。

大乌头　细辛　川椒　甘草　秦艽　附子　官桂　白芍药各七分　干姜　白茯苓　防风炙　当归各一两　川独活一两三钱半

上为粗末。每服三钱，水一盏半，枣二枚，同煎至八分，去滓，空心食前服。

释义：乌头气味苦辛大热，食之令人麻，能祛风逐湿，治顽疮风毒，入足太阳、少阴。细辛气味辛温，入足少阴。川椒气味辛温，入脾、肺，兼走命门。甘草气味甘平，通行诸经，以缓药性。秦艽气味苦平，入手、足阳明。附子气味辛咸大热，入手、足少阴。官桂气味辛温，入足少阴、厥阴。白芍气味酸微寒，入肝。干姜气味辛热，入手少阴、足太阴，能引药入经络。茯苓气味甘平淡渗，入胃。防风气味苦辛甘平，入手、足太阳。当归气味辛甘微苦温，入心、肝。独活气味辛甘平，入肝、肾。此因三气留著于脉络，四肢拘挛，不得屈伸，痛痹无知。非辛热有毒之药，佐以引经风药，不能中病。然犹藉归、芍之养血，甘草之缓中，病去而正不伤矣。

凡中风用续命、排风、风引、竹沥诸汤，及神精丹，茵芋酒之类，更加以灸，无不愈者。然此疾积习之久，非一日所能攻按：宋本攻作致，皆大剂久服而取效。《唐书》载王太后中风，喑默不语，医者蒸黄芪数斛以熏之得瘥，盖此类也。今人服三五盏便①求效，责医也亦速矣。孟子曰：七年之病，三年之艾，久而后知尔。

治一切瘫痪风。**铁弹圆**。

乳香 没药各一两 五灵脂四两 川乌一两半

上先将乳香、没药，於阴凉处当风研细极，更加上麝香一钱研细，再将下二味为极细末，然后同前药碾和。再研，滴水为圆如弹子大，阴干，磁盒收贮。每服一粒，薄荷酒磨下，日三服。按：宋本酒作汤。

释义：乳香气味辛微温，入手、足少阴。没药气味苦平，入足阳明，皆能通瘀血，伸缩经络。五灵脂气味甘温，能通瘀行血，入足厥阴。川乌气味辛热，入足太阳、少阴。风邪入骨者，非此不能达。再佐麝香之走窜入窍。盖瘫痪之证，五脏无病，病在脉络，四肢麻痹不仁，表里之药俱不能却，非有毒通瘀，辛香入络之品，不能直入病处。峻利之药而用丸剂者，亦缓攻之意也。

黑神圆。

草乌头生，不去皮 五灵脂各等分

上为细末，六月六日滴水为圆如弹子大。四十岁以下，一圆分六服。病甚者服一圆，按：宋本作病甚一圆分二服。薄荷

13

---

① 便：诸本皆无，据《普济本事方》补。

酒磨下，觉微麻为度。

释义：草乌头气味苦辛大热，入足太阳、少阴。五灵脂气味甘温，入足厥阴。此因中风瘫痪，年久不愈，五脏虽无伤，而经络四肢为邪痹阻，伸缩不能自如者，非辛热有毒之药，及通瘀行血之品，不能直走病所。故服药后欲其微知麻者，取其药性到也。与上方证同。

治风客阳经，邪伤腠理，背脊强直按：宋本脊作膂，口眼㖞斜，体热恶寒，痰厥头痛，肉瞤筋惕，若坠深渊，按：宋本作辛颊鼻渊。及酒饮过多，呕吐涎沫，头目眩晕，如坐车船。常服解五邪伤寒，辟雾露瘴气，爽神志，诸风不生。**定风饼子。**

天麻　川乌　天南星　半夏　川姜　川芎　白茯苓　甘草各等分，并生者

上细末，生姜汁为圆如龙眼大，即捏作饼子，生朱砂为衣。每服一饼，细嚼，热生姜汤下，不拘时候。熙丰间，王丞相常服，预防风疾神验。

释义：天麻气味辛平，入足阳明、厥阴，能熄肝风，止头晕。川乌气味辛热，入足太阳。天南星气味苦辛温，入手、足太阴。半夏气味辛温，入足阳明。川姜气味辛热，入足阳明、厥阴。川芎气味辛温，入肝、胆。茯苓气味甘平淡渗，入足阳明。甘草气味甘平，通行十二经络，能缓诸药之性。此备用预防之药也。风邪客于三阳经，及寒邪瘴疠之邪侵犯，所现诸证不安之状，诸药辛温，皆能上升，独取甘草之缓，茯苓之下行，朱砂之味苦微温，入心以安神，则诸风自然不生矣。

治胆虚冷，目眩头疼，心神恐畏，不能独处，胸中满闷。**补胆茯神散。**按：宋本无补胆二字。

茯神一两　远志　防风　细辛　白术　前胡　人参　桂心熟干地黄　甘菊花各三分　枳壳半两

上为细末，每服三钱，水一盏，生姜三片，同煎至六分，温服，不拘老幼皆宜服。

释义：茯神气味甘平，入心。远志气味辛温，入心、肾。防风气味苦辛甘，入手、足太阳。细辛气味辛温，入肾。白术气味甘温，入脾。前胡气味辛微寒，入手、足太阴、阳明。人参气味甘温，入胃。桂心气味辛甘大热，入肝、肾。熟地黄气味甘寒微苦，入肾。甘菊花气味苦辛凉，入肝、胆。枳壳气味苦寒，入脾。此因胆虚神怯致病，有不安诸恙，故以补心脾肝肾之药守正，佐以辛温、辛凉之品，正气既旺，外侮焉能入哉？

治胆虚不得眠，四肢无力。**鳖甲圆。**

鳖甲　酸枣仁　羌活　黄芪　牛膝　人参　五味子各等分

上为细末，炼蜜杵圆如梧子大，每服三四十圆，温酒下，空心服。按：三字宋本无。

释义：鳖甲气味咸平，入足厥阴。枣仁气味苦平，入心。羌活气味苦辛平，入足太阳。黄芪气味甘微温，入手、足太阴。牛膝气味酸咸，入肝、肾。人参气味甘温，入脾、胃。五味子气味酸微苦咸，入肾。此因胆虚为病，培养中宫，使中土有恃，肝家气旺，则少阳胆有所凭依，故六腑以通为补，必藉五脏之内守也。

治胆虚目暗，喉痛唾数，眼目眩冒，五色所障，梦见被人讼，恐惧，面色变青。**补胆防风汤。**

防风十分　人参六分　细辛五分　芎䓖　甘草　茯神　独活　前胡各八分

上为粗末，每服四大钱，水一盏半，枣二枚，同煎至八分，去滓，食前服。

释义：防风气味苦辛甘平，入手、足太阳，引经之风药。人参气味甘温，入脾、胃。细辛气味辛温，入肾。芎䓖气味辛温，入肝、胆。甘草气味甘平，入脾、胃。茯神气味甘平，入心。独活气味苦辛甘平，肝、肾引经之风药。前胡气味辛微寒，手足太阴、阳明之风药。此胆虚挟邪，诸证不安。以人参之扶正，甘草之缓中，茯神之安神，再佐以枣之入荣，则诸风药得施其技，焉有不中病情哉！

治胆虚常多畏恐，不能独卧，如人捕状，头目不利。**人参散**。

人参　枳壳　五味子　桂心　枸杞子　山茱萸　甘菊花　茯神各三分　柏子仁　熟干地黄各一两

上为细末，每服二钱，空心温酒调服按：宋本无空心二字。

释义：人参气味甘温，微苦寒，入脾、胃。枳壳气味苦寒，入脾。五味子气味微苦咸，入肾。桂心气味辛甘大热，入肝、肾。枸杞子气味甘温，入足厥阴、少阴。山茱萸气味酸微温，入足厥阴。甘菊花气味苦辛凉，入肝、胆。茯神气味甘平，入心。柏子仁气味苦微温，入心、肝。熟干地黄气味甘寒微苦，入肾。药必酒送，乃入胆也。亦因胆虚致病。肝胆属木，方中补肾之品居多，取古人所云，虚则补其母也。

治肝厥状如痫疾不醒，呕吐，醒后头虚晕发热方。

麻黄　钓藤取皮　石膏　干姜　半夏曲　柴胡　甘草　枳壳　甘菊各等分

上为粗末。每服四钱，水一盏半，生姜三片，枣一枚，同煎至八分，去滓温服。

释义：麻黄气味辛温，入足太阳、手太阴，表散药中之峻者也。钓藤气味甘微寒，入手、足厥阴。石膏气味辛大寒，入足阳明。葛根气味甘平，入足阳明。半夏曲气味辛微温，入足阳明。柴胡气味苦平微辛，入手、足少阳。甘草气味甘平，能缓诸药之性。枳壳气味苦寒，皆入脾。甘菊花气味苦辛凉，入肝。此治肝厥状如痫疾，以诸风药驱邪，得甘草、石膏之甘寒熄风，姜枣之和荣卫，则正既不伤，外邪自然解矣。

类证普济本事方卷第一终

元孙滋校字

卷第二

宋白沙许学士原本

长洲叶桂香岩释义

治心小肠脾胃病

治因惊言语颠错，不能服温药，宜远志圆。

远志　朱砂入麝香少许同研　南星　白附子　白茯苓　酸枣仁　人参各半两　金箔五片

上为细末，炼蜜圆如梧子大，朱砂为衣。每服三十圆，薄荷汤下，食后临卧服。

释义：远志气味辛温，入手、足少阴。朱砂气味苦温，入手少阴。南星气味苦温，入手、足太阴。白附子气味辛甘大温，入足阳明。茯苓气味甘平淡渗，入足阳明。枣仁气味苦平，入心。人参气味甘温，入脾、胃。金箔气味辛平，入手太阴、少阴，能镇惊安神。此因惊致病，言语错乱，安心神之品佐以豁痰开秘，焉有不神安而心静耶！

茯神散。

茯神　熟干地黄　白芍药　川芎　当归　桔梗　白茯苓远志　人参以上各等分。

上为细末。每服二钱，水一盏，灯心十茎，枣一枚，按：宋本无十茎一枚四字，同煎至七分，不拘时候。

宋明远教授之母七十四岁，因戎马惊疾如上证，服此二方得力。

释义：茯神气味甘平，入手少阴。茯苓气味同而淡渗，入足阳明。桔梗气味苦辛平，入手太阴。远志气味辛温，入手、足少阴。人参气味甘温，入脾、胃。芎、归、芍、地乃四物汤，养血药也。此因惊致病。心主血，肝藏血。血既得养，神魂安而惊自①定。再佐以灯心之微苦以清心，枣之和缓以和荣，则高年戎②马之惊，自然精神复而病却矣。

宁志膏。

人参 酸枣仁各一两 辰砂半两，水飞。按：宋本无水飞二字。乳香一分

上为细末，炼蜜和杵圆如弹子大。每服一粒，薄荷汤化下。

予族弟妇缘兵火失心，制此方与之，服二十粒愈。亲识多传去，服之皆验。

释义：人参气味甘温，入脾、胃。枣仁气味苦平，入心。辰砂气味苦温，入心。乳香气味辛微温，入手、足少阴。兵火失心，亦是因惊致病，以薄荷汤送药，乃手太阴、手少阴之引经药也。甘温护持中土，佐以苦味入心，辛香开窍，使以轻扬为引，表里皆得安妥矣。

治惊忧积气，心受风邪，发则牙关紧急，涎潮昏塞，醒则精神若痴。**惊气圆。**

紫苏子一两 附子 南木香 白僵蚕 花蛇 橘红 天麻 麻黄 天南星洗浸一日，薄切片，姜汁浸一夕，各半两 干蝎 朱砂各一分，留少许作衣。

上为末，研入脑、麝少许，同研极匀，炼蜜杵圆如龙眼大。每服一粒，金银薄荷汤化下，温酒亦得。

① 自：原作“青”，诸本同。系刻误。
② 戎：原作“成”，诸本同。据上文义，系刻误。

释义：苏子气味辛温，入手太阴、足厥阴，能降逆下气。附子气味辛咸大热，入手、足少阴。南木香气味辛温，入足厥阴。白僵蚕气味咸辛平，入手、足阳明，引经之药。白花蛇气味甘咸温，能截惊定搐，搜风透骨。橘红气味苦辛温，入手、足太阴。天麻气味辛平，入足阳明、厥阴，能熄风，止头晕。麻黄气味辛温，入手太阴、足太阳，表散药中之峻利者也。天南星气味苦辛温，入手、足太阴。干蝎气味甘平，入足厥阴。因惊致病，必用朱砂之苦微温入心，再佐以麝香之辛香走窍，薄荷或酒之上升作引，则降气、温经、疏风、搜逐而疾去矣。

此余家秘方也。戊申年，军中一人犯法，褫衣将受刃，得释，神失如凝。予与一粒，服讫而寐，及觉，病已失矣。山东提辖张载扬按：宋本山作江其妻因避寇失心，已数年。予授此方，不终剂而愈。又黄山沃巡检彦，其妻狂厥者逾年，更十余医而不验。予授此方，去附子加铁粉，亦不终剂而愈。铁粉非但化涎镇心，至如摧抑肝邪特异。若多志[1]怒，肝邪太盛，铁粉能制伏之。《素问》云：阳厥狂怒，治以铁落饮。按：宋本落作烙。金制木之意也。此亦前人未尝论及。

安神镇心，治惊悸，消风痰，止眩晕。按：宋本作止头眩。**辰砂远志圆。**

石菖蒲　远志[2]　人参　茯神　川芎　山芋　铁粉　麦门冬　天麻　半夏曲　天南星锉如骰子，大麸炒黄　白附子生，各一两　细辛　辰砂各半两

上为细末，生姜五两捣取汁，和水煮糊圆如绿豆大，以朱砂为衣，阴干。每服二十粒，按：宋本作每服三五十粒，夜卧生姜汤送下，小儿减半服按：宋本半作圆。

①　志：诸本皆同，据《普济本事方》，当作"恚"，系刻书之误。
②　远志：脱，诸本皆同，据本方释义文补。

释义：石菖蒲气味辛温，入手少阴、足厥阴。远志气味辛微温，入心、肾。人参气味甘温，入脾、胃。茯神气味甘平，入心。川芎气味辛温，入肝、胆。山芋气味辛平，入足阳明。铁粉气味咸平，入足厥阴，能安神强志。麦冬气味甘凉微苦，入手太阴、少阴。天麻气味辛平，入足阳明、厥阴。半夏曲气味辛微温，入胃。天南星气味辛温，入手、足太阴。白附子气味辛甘温，入胃。细辛气味辛温，入肾。辰砂气味苦温，入心。因惊悸致病，故必镇心安神，兼以扶持正气。以姜为引，虽有微毒之味，只能搜病，并不有伤正气也。

茯苓圆。

辰砂　石菖蒲　人参　远志　茯神　白茯苓　真铁粉　半夏曲　南星牛胆制，各等分

上为细末，生姜四两捣取汁，和水煮糊圆如梧子大，别用朱砂为衣，阴干。每服十粒，加至二十粒。按：宋本二作三。夜卧，生姜汤下。上二方，医官都君子尝用以疗心疾，良验。

释义：辰砂气味苦温，入手、少阴。石菖蒲气味辛温，入手少阴、足厥阴。人参气味甘温，入脾、胃。远志气味辛微温，入心、肾。茯神气味甘平，入心。茯苓气味同而淡渗，入脾、胃。真铁粉气味咸平，入肝。半夏曲气味辛微温，入胃。陈胆星气味苦寒，入手少阴、足厥阴。生姜为引，即同治上心疾。不用辛温峻利之品者，欲其专行手少阴、足厥阴二经，使得安神定心，不使药性之胜脾胃也。

治心惊热，小便涩，及治五淋。**火府丹。**按：惊字与《释义》合，坊本作经，合《本事》。

生干地黄二两　木通　黄芩各一两

上为细末，炼蜜杵和圆如梧子大。每服三十粒，木通煎汤下。此药治淋涩脐下满痛。

释义：生地黄气味苦微甘微寒，入手、足少阴。木通气味

苦平，入手太阳，能泄丙丁之火。黄芩气味苦平，入手、足少阳、阳明。此因火邪内伏，致神识如惊，小史①短涩。心与小肠相为表里，小肠为火府，非苦不通，泄其府则脏自安矣。

壬戌年，一卒病渴，日饮斛②水，不食者三月，心中烦闷。时已十月，余谓必心经有伏热，与此药数服。每服五十粒，温水下。越二日，不觉来谢云：当日三服渴止，又次日三服，饮食如故。此本治淋用以治渴，信知用药要在变通也。

开胃，养气，进食。**七珍散**。

人参　白术　黄芪蜜水涂炙　山芋　白茯苓　粟米微炒　甘草各一两

上为细末，每服二钱，水一盏，姜、枣同煎至七分，食前服。按：三字宋本无。如故不思饮食，按：如故，宋本作如大故。加白扁豆一两蒸用，名八珍散。

释义：人参气味甘温，入脾、胃。白术气味甘温，入足太阴。黄芪气味甘微温，入手、足太阴。山芋气味辛平，入足阳明。茯苓气味甘平淡渗，入脾、胃。粟米气味甘咸微寒，入足太阴、阳明。甘草气味甘平，能行十二经络，佐以姜、枣之和荣卫。此方因病后未复，胃口未开，故以和胃健脾为主。纯用王道之品，而不用攻病药石者，乃疮痍未起，调养元元之意。

余制此方，温平不热，每有伤寒、疟疾、中暑得瘥之后，用此以调脾胃。日三四服，十日外，饮食倍常。

治脾气久虚。按：宋本气作元。不进饮食，停饮肋痛。**曲术圆**。

神曲十两，微炒　白术五两　干姜　官桂各三两　吴茱萸　川椒各二两

---

① 史：诸本同。指小便。
② 斛：原作"斗"，据《普济本事方》改。

上为细末，煮稀糊圆按：四字，宋本作薄糊圆如梧子大，每服三五十圆，生姜汤下，食前稍空心服。有饮，加半夏曲二两。癸亥中，余作数剂自服，饮食倍进。

释义：神曲气味甘辛微温，入足太阴、阳明。白术气味甘温，入足太阴。干姜气味辛温，入足太阴。官桂气味辛温，入足厥阴。吴茱萸气味辛热，入足阳明、厥阴。川椒气味辛热，入足厥阴。此乃久病不复，脾家失健运之司，水饮停于肋下作痛。健脾药中佐以泄厥阴之品者，犹虑肝木之乘虚克土也。

和气调中进食。**白术汤**。

白术　厚朴　桂心　桔梗　干姜　人参　当归　茯苓　甘草以上各等分

上为粗末，每服四钱，水一盏半，枣二枚，同煎至八分，去滓，不拘时候。庞老方。

释义：白术气味甘温微苦，入足太阴。厚朴气味辛温，入足太阴。桂心气味辛热，入肝制木。桔梗气味苦辛平，入手太阴，为诸药之舟楫。干姜气味辛温，入足太阴。人参气味甘温，入脾、胃。当归气味辛微温，入手少阴、足厥阴。茯苓气味甘平淡渗，入胃。甘草气味甘平，调和诸经络。再佐以枣之和荣。盖病虽去而正未复，非调和中气，谷食渐加，精神何由复乎！

治脾肾虚弱，全不进食。**二神圆**。

破故纸四两，炒　肉豆蔻二两，生

上为细末，用大肥枣四十九个，生姜四两切片，同煎。枣烂去姜，取枣刮去皮核，用肉研为膏，入药和杵，圆如梧子大。每服三十圆，盐汤下。有人全不进食，服补脾药皆不效。予授此方，服之顿然①能食。此病不可全作脾虚，盖肾气怯

━━━━━━━━━━

① 顿然：诸本同，《普济本事方》作"欣然"。

弱，真元衰劣，自是不能消化饮食。譬如鼎釜之中，置诸米谷，下无火力。虽终日米不熟，其何能化。黄鲁直①尝记服菟丝子，淘净酒浸，曝干为末，日抄数匙，以温酒下。十日外，饮啖如汤沃雪，亦知此理也。

释义：破故纸气味辛大温，入足太阴，兼入命门。肉豆蔻气味辛温，入足太阴、阳明，兼固肠胃。此因久泻不复，脾肾阳衰，不能纳食健运故。昔贤有云：补肾不如补脾，犹藉姜、枣之辛甘和荣卫，使中宫阳气稍苏，则下焦之元真亦因之而渐苏矣。

温脾散。

舶上茴香炒　陈艾　缩砂仁　桔梗　香白芷　厚朴各一两　木香　白术　香附子各半两　甘草一两半　红豆　良姜　麦芽按：宋本作麦蘗　干葛各三分

上为细末，每服一钱。水一盏，枣一枚，同煎至七分，食前温服。

释义：舶上茴香气味辛平微温，入手足少阴、厥阴，足太阳。青皮气味辛温，入足少阳、厥阴。陈艾气味苦微温，入足太阴、少阴、厥阴。砂仁气味辛温涩，入足少阴、太阴。桔梗气味苦辛平，入手太阴，为诸药之舟楫。香白芷气味辛温，入手太阴，手、足阳明，引经之药。厚朴气味苦辛温，入手、足太阴、阳明。木香气味辛温，入手、足太阴，阳明。白术气味甘温，入足太阴。香附子气味辛微温，入手、足厥阴。甘草气味甘平，能行诸经络，缓诸药之性。红豆气味甘酸平，入手、足太阳，能祛湿逐水。良姜气味辛温，入足厥阴。麦芽气味甘平，入手少阴、太阳。干葛气味甘辛平，入足阳明，引经之

---

① 黄鲁直：北宋诗人黄庭坚，字鲁直，号山谷道人，著有《山谷精华录》等诗词集。

药。此因病后脾家受困。脾喜热饮，故方名温脾。脾胃药中多加肝经药者，惟恐乘土之虚，肝木侵犯，所以欲补脾必先泄木，一定之理也。

治肺肾经病

肺之积名曰息贲，在右胁下大如杯，令人洒淅寒热，喘嗽，发痈疽。**枣膏圆**。

葶苈　陈橘皮　桔梗各等分

上先以下二味为末，入葶苈研匀，煮肥枣肉和圆如梧子大。每服五七圆，米饮下。予尝患停饮，久积肺经按：宋本积作渍，食已必嗽按：宋本嗽作嗌，渐喘，觉肺系①急，服此良验。

释义：甜葶苈气味苦寒，入手太阴，性能行水下气。陈橘皮气味苦辛温，入手、足太阴。桔梗气味苦辛平，入手太阴。息贲令人洒淅寒热，喘逆而咳者，此肺家欲发痈疽之象。以泻肺之药，佐以枣之甘缓，不使药之下行他经，欲其专走入肺也。

平肺气，补虚消饮。**五味子圆**。

五味子二两　桂心　大杏仁北来者　青皮　细辛　人参　槟榔煨，各一两　干姜　附子各半两

上为细末，炼蜜圆如梧子大。每服三四十圆，温酒或白汤下，空心食前，日三服。

释义：五味子气味酸微温，入足少阴。桂心气味甘辛热，入肝。杏仁气味苦辛微温，入手太阴。青皮气味辛温，入肝、胆。细辛气味辛温，入足少阴。人参气味甘温，入脾、胃。槟

---

① 肺系：指肺与喉咙相联系部位。

榔气味苦辛温，入足太阴、太阳，能下气消积。炮干姜气味辛温，入脾。附子气味辛咸大热，入手、足少阴。此因正气虚弱不振，致积饮停留。必辛甘温之守护中宫，而平肺消饮之品各得展其技矣。

喘急肺积。**葶苈圆**。

苦葶苈一两一分　当归　肉桂　白蒺藜　干姜　川乌头　吴茱萸　鳖甲　大杏仁　茯苓　人参各半两　槟榔一两

上为细末，煮枣肉和杵圆如梧子大。每服二三十圆，姜、枣汤下，日三四服，不拘时候。

释义：苦葶苈气味苦辛寒，入手太阴。当归气味辛温，入手少阴、足厥阴。肉桂气味甘辛大热，入足厥阴。白蒺藜气味甘辛温，入足厥阴，能明目。干姜气味辛热，入足太阴。川乌头气味辛热，入足太阳。吴茱萸气味辛热，入足厥阴。鳖甲气味咸平，入足厥阴。杏仁气味苦辛微温，入手太阴。茯苓气味甘平淡渗，入足阳明，能引诸药达于至阴之处。人参气味甘温，入脾、胃。槟榔气味苦辛温，入足太阴、太阳，能消积下气。肺有积饮，咳逆欲喘，由乎中土气怯，不能养金制木。得中土有权，饮浊不致泛溢，肺金职司不废，乌有不安者乎？

多年肺气喘急哮嗽，终夕不得卧者，按：七字，宋本作呴①嗽晨夕不得。**紫金丹**。

信砒水飞如面半钱。按：宋本注一钱半，研飞如粉　淡豆豉好者二钱，用水略润少顷时，以纸挹干，研成膏。按：宋本二钱作一两半，挹作浥

上用豆豉膏子，和砒同杵极匀，圆如麻子大。每服十五圆或十圆。按：三字，宋本无。小儿量大小与之，并用腊茶澄清极冷吞下，临卧，以知为度。服药半月之内，忌进热物。按：十字，宋本无。

---

① 呴（hǒu）：通吼。此指咳喘痰鸣。

有一亲表妇人，患此病十年，遍求医皆不效。忽有一道人货此药，漫赎一服服之，是夜减半，数服顿愈，遂多金丐得此方。余屡用以救人，特为神异。

释义：信砒气味苦辛酸大热，有大毒，能直入十二经络。淡豆气味苦寒，入手、足太阴、阳明。必冷腊茶送者，因多年冷哮咳嗽，喘不得卧，非辛热有毒之药不能直透重关，非陈痛之物，不能引药入里，再佐以苦寒极冷之茶，引入病深之所，亦物以类聚之意也，厥功岂不捷耶！

治肺虚实不调，鼻塞多涕，咽中有痰而喘，按：宋本痰作涎。项强筋急或痛。**细辛汤。**

细辛　半夏曲　茯苓　桔梗各四钱　桂枝三钱　甘草二钱

上为粗末，每服四钱。水二盏，生姜四片，蜜半匙，同煎至七分。温服，日三服。

释义：细辛气味辛温，入足少阴。半夏曲气味辛微温，入足阳明。茯苓气味甘平淡渗，入足阳明，能引药达下。桔梗气味苦辛平，入手太阴，为诸药之舟楫。桂枝气味辛甘温，入足太阳，能引药达表。甘草气味甘平，通行十二经络，缓诸药之性。此因肺家冷热虚实不调，辛温、淡渗、苦辛、甘缓中，再佐以姜之辛温和卫，蜜之甘缓和荣，则倾欹①得以和平矣。

治肺痈吐脓血作臭气，胸乳间皆痛。**升麻汤。**按：宋本无间字。

川升麻　桔梗　薏苡仁　地榆　子芩②　牡丹皮　白芍药各半两　甘草三分

上锉粗末，每服一两。水一升半，煎至五合，去滓，日二三服。

---

① 欹：通倚。
② 子芩：亦作条芩，黄芩之新根，长于清泄肺热。

释义：川升麻气味苦辛微温，入足太阴、阳明之表药。桔梗气味苦辛平，入手太阴。薏苡仁气味甘微寒，入手、足太阴，手少阴。地榆气味苦咸微寒，入手、足阳明。子苓气味苦平，入手、足少阳、阳明。丹皮气味辛平，入足少阳、厥阴。白芍气味酸微寒，入肝。甘草气味甘平，入足太阴、阳明。此肺痈已成脓血，臭气上升，胸乳作痛。以表药提其清阳，以泄肺清热之药泻浊阴，戊巳二味和中。清既得升，浊亦得降，焉有不奏功耶？

治肺喘久不止，成息贲者，按：六字，宋本作而息贲三字。**五灵脂圆。**

五灵脂二两半　木香半两　葶苈一分　马兜铃去壳炒，一分

上为细末，枣肉和圆如梧子大。每服二十圆，生姜汤下。日三服。

释义：五灵脂气味甘温，入手太阴、足厥阴。木香气味辛温，入手、足太阴。葶苈气味苦辛寒，入肺。马兜铃气味苦辛微寒，入手太阴。肺家壅痹，气机不宣，咳喘不止，欲成息贲。故以入血之药，佐以辛温及轻扬泄肺之品，又以枣之甘，姜之辛，调其荣卫，则病自去，无庸他图矣。

脾恶湿，肾恶燥，如硫黄、附子、钟乳炼丹之类皆刚剂。用之以助阳补接真气则可。按：宋本用之下有人字。若云补肾，则正肾所恶者。古人制方，益肾皆滋润之药，故仲景八味圆本谓之肾气圆，以地黄为主。又如肾沥汤之类，皆正补肾经也。近世盛行香茸圆，可补肾经，亦有数方具后。

蔡太师①所服**香茸圆。**

鹿茸　熟干地黄各二两　附子　苁蓉　破故纸　当归各一两
沉香半两　麝香一钱

———

① 蔡太师：原作"蔡冬师"，诸本皆同，据《普济本事方》改。

上为细末，入麝香研匀，炼蜜杵圆如梧子大。每服三五十圆，空心，用盐汤下。

释义：此通补肾脉之方也。鹿茸气味甘温，入足太阳、少阴。熟地黄气味甘寒微苦，入足少阴。附子气味咸温，入手、足少阴。肉苁蓉气味咸温，入足少阴。破故纸气味辛温，入脾、肾。当归气味辛甘微温，入手少阴、足厥阴。沉香气味辛温，入肾。麝香气味辛温，入手、足少阴，能引诸药入经络。送药用盐汤者，引药入下也。乃蔡元长①所服之药。因高年下焦阳气衰弱，投以温暖，必藉血气有情，辛香走窍之药，庶几效验之速耳。

又方。

鹿茸二两　沉香　人参　白芍药　熟干地黄　生干地黄　苁蓉　牛膝　泽泻　大附子　当归各一两　麝香一钱

29

上为细末，酒和圆如梧子大。每服五十圆，盐酒或盐汤下。

释义：鹿茸气味甘温，专补肾脉。沉香气味辛温，入肾。人参气味甘温，入脾、胃。白芍气味酸微寒，入肝。熟地黄气味甘苦微寒，入肾。生地黄气味苦寒，入心。肉苁蓉气味咸温，入肾。牛膝气味辛咸平，入肝。泽泻气味咸平，入足太阳。附子气味咸温，入肾。当归气味辛甘微温，入肝。麝香气味辛温，入手、足少阴，能引药入经络。此药与前方功效相同，而以酒圆，送以盐酒、盐汤，使其入脉络也。

又方。

熟干地黄五两　鹿茸三两　菟丝子四两，别末　附子二两　沉香一两

上为细末，入麝香半钱，研匀，炼蜜杵圆如梧子大。每服

---

① 蔡元长：北宋蔡京，字元长，崇宁元年任太师。

三十圆至五十，盐酒或盐汤下。

释义：此方专补脾肾。熟地黄气味甘寒微苦，入肾。鹿茸气味甘温，入足少阴、太阳。菟丝子气味甘平，入足少阴、太阴。附子气味咸温，入手、足少阴。沉香气味辛温，入肾，能徙乍焦①，再佐以麝香之走窍。盐酒之送药，盖高年中下两亏者，非此不能效也。

治肾气上攻，项背不能转侧。**椒附散**。

大附子一枚八钱以上者，勿皮脐，切片，炮末之。按：宋本八钱作六钱

上每末二大钱，好川椒二十粒，用白面填满，水一盏半，生姜七片，同煎至七分，去椒，入盐少许，通口空心服。

释义：附子气味咸辛大热，入手、足少阴。川椒气味辛热，入足厥阴。病因下焦空虚，肾气不安，其位反上攻，项背不能转移。微佐以盐，使其引归经络。大凡治病，未可以一例看，当随机应变耳。

一亲患项筋痛连及背胛，不可转侧。服诸风药皆不效。予尝忆《千金方》按：宋本方作髓有肾气攻背强痛等证。按：四字，宋本作项强一证。予处此方与之，两服顿瘥，自后与人皆有验。盖肾气自腰夹脊上至曹溪穴，然后入泥丸宫。曹溪一穴，非精于搬运者不能透，今逆行至此不得通，用椒以引经归则安矣。肾气上达，按：宋本作萧气上达。椒下达。诗云：椒聊且，贻我握椒，皆是此意也。

治肾经虚，腰痛不能转侧。**麋茸圆**。

麋茸一两，治如鹿茸。无麋茸，以鹿茸代　菟丝子取末一两　舶上茴香半两

上为末，以羊内肾二对，法酒煮烂，去膜，研如泥，同上药圆如梧子大，阴干。如肾膏少，入酒糊佐之。每服三五十

---

① 徙乍焦：诸本同。据医理，当作"走三焦"。

圆，空心温酒盐汤下。按：宋本无空心二字。

释义：麋乃泽兽也，气味甘温，入足少阴。菟丝子气味甘平，入脾、肾。舶上茴香气味辛温，入肝、肾。羊内肾气味辛甘温，入足少阴。此虽肾虚腰痛，必有水气阴湿之邪相感而起，故补肾药中，必兼补脾之药，观先生之治验，可见一斑矣。

戊戌年八月，淮南大水，城下浸灌者连月。予忽脏腑不调，腹中如水吼者数日，调治得愈，自此腰痛不可屈折，虽颊面亦相妨，服遍药不效，如是凡三月余。后思之，此必水气阴盛，肾经感此而得，乃灸肾俞三七壮，服此药瘥。

治肾虚或时脚肿，兼治脾元。**地黄圆。**

熟地黄二两半　肉苁蓉　白茯苓　泽泻　五味子各三两　桂枝　附子各半两　黄芪独茎者一两

上为细末，炼蜜杵和圆如梧子大。每服四五十圆，空心温酒下，食前再服。

释义：熟地黄气味甘苦微寒，入足少阴。肉苁蓉气味咸温，入肾。茯苓气味甘平淡渗，入胃。泽泻气味咸微寒，入足太阳。五味子气味酸咸温，入肾。桂枝气味辛温，入足太阳。附子气味辛咸热，入手、足少阴。黄芪气味甘微温，入手、足太阴。此肾虚而兼脾弱，则湿留不去，或时脚肿，故补肾药中必佐以辛热之品，淡渗下行之味，兼理脾肺之药。以酒送之，斯气化流行，脾肾不致失司，病有焉不去耶？

治肾虚及足膝无力。**青盐圆。**

茴香三两　菟丝子末，四两　干山药二两　青盐一两

上先将菟丝子淘洗净，用无灰酒浸七日，取出曝干，冬天近火煨之，曝干，另为末。余药磨细末，和匀，酒糊圆如梧子大。每服三五十圆，空心盐酒、盐汤下。予顷常服数年，壮力进食。有一妇人足蹁曳，因令服此药，久之履地，行步如故。

31

释义：大茴香气味辛温，入肾。菟丝子气味甘平，入脾。干山药气味甘平，入脾。青盐气味咸微寒，入足少阴。下焦肾虚，致足膝行走无力，其始必因肾家气弱不能运水，故必补脾之药，佐以酒浸，引药入肾，以祛湿邪，而本脏自安也。

补益虚劳方

治肝肾俱虚，收敛精气，补真戢阳，充悦肌肤，进美饮食。宜**五味子圆**。

五味子　川巴戟　肉苁蓉　人参　菟丝子　熟地黄　覆盆子　白术　益智仁　茴香按：宋本作土茴香　骨碎补洗去毛　白龙骨　牡蛎以上各等分

上为细末，炼蜜杵和圆如梧子大，焙干。每服三十圆，空心，食前米饮下，日二三服。此药补精气，能止汗。

释义：五味子气味酸咸微温，入足少阴。川巴戟气味甘温，入足少阴、厥阴。肉苁蓉气味咸温，入肾。人参气味甘温，入脾、胃。菟丝子气味甘平，入脾、肾。熟地黄气味甘苦微寒，入肾。覆盆子气味辛甘微温，入肝、肾。白术气味甘温，入脾。益智仁气味辛温，入足太阴。茴香气味辛温，入肝、肾。骨碎补气味苦温，入足少阴。白龙骨气味凉涩，入足少阴，能收敛浮越之气。牡蛎气味咸涩微寒，入足少阴。此方主治肝肾皆虚，精气不能收敛，肌肤不能润泽。补下药中必兼补中焦之品者，以精气必生于五谷也。

平补五脏虚羸，六府怯弱，充肌肤，进饮食。**人参圆**。

人参　山芋　白术　白茯苓　石斛　黄芪取头末　五味子以上各一两

上为细末，炼蜜和圆如梧子大。每服三十圆，空心食前米饮下。久服不热，尤宜少年。

释义：人参气味甘温，入脾、胃。山芋气味辛平，入胃。白术气味甘温，入手、足太阴。茯苓气味甘平淡渗，入胃。石斛气味苦咸微寒，入足阳明、厥阴。黄芪气味甘平，入手、足太阴。五味气味酸咸微温，入肾。此平补五脏六腑之方，药品纯正，气味平和，乃调和元气，效偃武修文①之治也。

补血益气。治虚劳少力。**双和散。**

黄芪　熟地黄　当归　川芎各一两　白芍药二两半　官桂甘草各三分

上为粗末。每服四大钱，水一盏半，生姜二片，肥枣一枚，煎至八分，去滓热服。予制此方，止是建中、四物二方而已。每伤寒、疟疾、中暑，大病之后，虚劳气乏者，以此调治皆验，不热不冷，温而有补。

释义：黄芪气味甘平，入手、足太阴。熟地黄气味甘寒微苦，入肾。当归气味辛微温，入手少阴、足厥阴。川芎气味辛温，入肝、胆。白芍气味酸微寒，入足厥阴。官桂气味辛温，入肝。甘草气味甘平，入脾，能行十二经络。佐以姜、枣之和荣卫。因病后身体虚弱，四肢少力，欲成劳怯者，非益气补血不能复元，有类养荣之意焉。

黑锡圆 此丹阳慈济真方。

黑铅　硫黄各三两，二味溶化结砂子。按：宋本无二味熔化四字　舶上茴香　附子　胡芦巴　破故纸　川楝子肉　肉豆蔻各一两川巴戟　木香　沉香各半两

上将砂子研极细，余药为末，研匀入碾，自朝至暮，以黑光色为度。酒糊圆如梧子大，阴干贮布袋内，擦令光莹。按：宋本擦作挨。如丈夫元脏虚冷，真阳不固，三焦不和，上热下

---

① 偃武修文：《书·武成》："王来自商，到于丰，乃偃武修文。"此处指不用峻猛之药，专用平和之剂，亦可收到满意的疗效。

冷，夜梦鬼交，觉来盗汗，面无精光，肌体燥涩，耳内虚鸣，腰脊疼痛，心气虚乏，精神不宁，饮食无味，日渐憔悴，按：宋本憔作瘦。膀胱久冷，夜多小便；妇人月事愆期，血海久冷，恶露不止，赤白带下；及阴毒伤寒，面青舌卷，阴缩难言，四肢厥冷，不省人事。急用枣汤吞下一二百圆，即便回阳，命无不活。但是一切冷疾，盐酒或盐汤空心吞下三四十圆，妇人艾醋汤下。此药大能调治荣卫，升降阴阳，安和五脏，洒陈六腑，补损益虚，回阳返阴，功验神圣。

释义：黑铅气味甘寒，入足少阴。硫黄气味辛热，入右肾命门。舶上茴香气味辛温，入肝、肾。附子气味辛咸大热，入心、肾。胡芦巴气味辛温，入肾。破故纸气味辛温，入脾、肾。川楝子气味苦微寒，入手、足厥阴。肉豆蔻气味辛温，入脾。巴戟气味甘温，入肝、肾。木香气味辛温，入手、足太阴。沉香气味辛温，入肾。此方主治元阳衰脱，痰逆厥冷。非重镇之药佐以辛热之剂，不能直达下焦，挽回真阳于无何有之乡，乃水火既济，神妙之方也。

治虚劳羸瘦乏力，少食倦怠，多惊畏。**石斛散。**

石斛　白茯苓各四钱　柏子仁　牛膝　远志　木香　五味子　杏仁　肉苁蓉　诃子　陈橘皮按：宋本作青橘皮　柴胡按：宋本注炒字　人参　熟地黄各三钱　甘草二钱　干姜一钱半　神曲麦芽各六钱。按：宋本作麦蘖

上为细末。每服二钱，米饮调下，食前，日二三服。

释义：石斛气味甘平，微苦咸，入足厥阴、少阴。茯苓气味甘平淡渗，入胃，能引诸药达至阴之处。柏子仁气味苦辛，微温，入足厥阴。牛膝气味酸咸平，入肝。远志气味辛温，入手、足少阴。木香气味辛温，入手、足太阴。五味子气味酸咸微温，入肾。杏仁气味苦辛微温，入肺。肉苁蓉气味咸温，入肾。诃子气味苦温微涩，入手阳明，手、足太阴。陈橘

皮气味辛温微苦，入手、足太阴。柴胡气味辛平，入足少阳。
人参气味甘温，入脾、胃。熟地黄气味甘寒微苦，入肾。甘草
气味甘平，入脾，能行十二经络。干姜气味辛温，入手、足太
阴。神曲气味甘温，入脾、胃。麦芽气味甘平，入脾、胃。此
因虚劳不复，神倦多惊，以补足三阴之药固其本，佐以清肺平
肝，祛除陈腐之药，则病去而元自复矣。

治虚损，补精髓，壮筋骨，益心智，安魂魄，令人悦泽驻
颜，轻身延年益寿，闭固天癸。**八仙丹。**

伏火朱砂　真磁石　赤石脂　代赭石　石中黄①　禹余粮
五味并火煅醋淬　乳香　没药各一两

上为细末，匀研极细，糯米浓饮圆如梧子大，或如豆大。
每服一粒，空心盐汤下。有人年几七旬，梦漏羸弱，气慅慅然
虚损。得此方服之，顿尔强壮，精气闭固，饮食如旧。予尝制
以自服，良验。

释义：朱砂气味苦温，入心。伏火者，如丹之炼过，乃杀
其悍烈之性，欲其专益心志也。磁石气味辛温，入足少阴。赤
石脂气味辛甘酸微温，入手、足阳明。代赭石气味甘平，入手
少阴、足厥阴。石中黄气味甘平，入足太阴。禹余粮气味甘
平，入手、足阳明。乳香气味辛微温，入手、足少阴。没药气
味苦平，入足阳明。以盐汤送药者，取其下行也。只服一粒
者，亦畏石性之刚戾也。此方虽是补精髓，壮筋骨，安魂定
魄，益智延年，功效难以尽述。然颇多金石之品，近世不明此
理者，实不易轻用也。

---

① 石中黄：与太乙余粮相类的一种矿物药。《本草纲目》称："生于池泽者为禹
余粮，生于山谷者为太乙余粮，其中水黄浊者为石中黄水，其凝结如粉者为
余粮，凝干如石者为石中黄。"

治头痛头晕方

治风眩头晕。**川芎散**。

小川芎半两　山茱萸一两　山药　人参　甘菊花　茯神各半两

上细末，每服二钱，温酒调下，不拘时候，日三服。不可误用野菊。庞先生方。

释义：川芎气味辛温，入肝、胆。山茱萸气味酸甘平微温，入肝。山药气味甘平，入脾。人参气味甘温，入脾、胃。甘菊花气味辛凉，入肝、胆。茯神气味甘平、入心。以酒送药，亦取其升也。风眩头晕，以辛温、辛凉之药升散其风；以酸甘、甘温之药，调和中宫正气，则厥功奏捷矣。按：方名川芎散，则药之次序，疑当从释义。

治肝厥头晕，清头目。**钩藤散**。按：钩藤，宋本俱作钓藤，与《本草纲目》合，今从之。

钩藤　陈皮　半夏　麦门冬　茯苓　茯神　人参　甘菊花防风各半两　甘草一分　石膏一两

上为粗末。每服四钱，水一盏半，生姜七片，煎至八分①，去滓，食远时温服。

释义：钩藤气味甘微寒，入手、足厥阴。陈皮气味辛温，入手、足太阴。半夏气味辛温，入胃。麦冬气味甘寒微苦，入手太阴、少阴。茯苓气味甘平淡渗，入胃。茯神气味甘平，入心。人参气味甘温，入脾、胃。甘菊花气味辛凉，入肝、胆。防风气味甘辛温，入手、足太阳。甘草气味甘平，入脾。石膏气味辛寒，入手、足阳明。又兼生姜之达表。此肝厥头晕，致

---

① 分：原脱，据《普济本事方》补。

眼目昏花，治以疏肝泄风凉剂，必佐以参苓等补药之护中，斯邪不胜正，病必去也。

治肾气不足，气逆上行，头痛不可忍，谓之肾厥，其脉举之则弦，按之石坚，宜**玉真圆**。

硫黄二两　石膏煅通赤，研　半夏汤洗七次，各一两　消石一分，研。按：宋本消作硝

上为细末，研匀，生姜汁糊圆如梧子大，阴干。每服二十圆，按：宋本二作三。姜汤或米饮下，更灸关元穴百壮。

释义：硫黄气味辛大热，入右肾命门。石膏气味辛寒，入足阳明。半夏气味辛温，入足阳明。消石气味咸寒，入足少阴。此因肾厥头痛，以辛热、咸寒入肾，和其阴阳，再以辛寒、辛温入胃。佐以姜汁，欲其速入胃也。且胃为肾之关，其关下行，则上逆之气不致窃踞清虚之府，而上下各得其宜矣。

《良方》中黄圆子①亦佳。《素问》云：头痛颠疾，下虚上实，过在足少阴巨阳，甚则入肾。徇蒙招摇，目瞑耳聋，下实上虚，过在足少阳、厥阴，甚则在肝按：《素问》作入肝。下虚者，肾虚也。故肾厥则头痛。上虚者，肝虚也，故肝厥则头晕。徇蒙者，如以物蒙其首，招摇不定。目眩耳聋，皆晕之状也。故肝厥头晕，肾厥颠痛，不同如此，治肝厥钓藤散在前。

治气虚头疼方。

大附子一个，剜去心。全蝎二个入在内，以取出之附子心为末，同钟乳一分，面少许，水和裹炮熟，都碾为细末，以焦黄色为度。葱茶煎调下一钱或半钱。

释义：大附子气味咸辛热，入手、足少阴。全蝎气味甘平，入足厥阴，能引药升降。钟乳气味咸温，入肝、肾。葱、茶苦辛泄降。此气虚乃阳气虚也，得阳气大旺，佐以苦辛，则

---

① 黄圆子：《普济本事方》作"硫黄丸"。

气有恃而下行，其疼自缓耳。

又方。

大川芎二个，锉作四片　大附子一个，和皮，生为末

上以水和附子末如面剂，裹川芎作四处，如附子末少，入面少许。裹毕，以针穿数孔，用真脑、麝熏有穴处。内香，再捻合穴子，如未觉内有香，即再熏一烛时候。用细炉灰于铫子内炒热灰炮附子，取出研细末，每服半钱，葱、茶煎调送下，不拘时候服。上泗医杨吉老二方，神良。

释义：大川芎气味辛温，入肝、胆。大附子气味咸辛热，入心、肾。麝香辛温，香能走窍。葱、茶苦辛泄降，亦阳虚头疼之病也，与上方功效仿佛相同。

又方。

好川芎半两，为末，每服二钱，煎腊茶澄清调下，甚捷。曾有妇人产后头痛，一服愈。

释义：川芎气味辛温，入足少阳、厥阴。腊茶气味苦寒直降，是升降之法也。此非气虚头疼之病，乃血虚头疼之病也，以川芎为血药中之气分药耳。

治气虚头晕。**白芷圆。**

白芷　石斛　干姜各一两半　细辛　五味子　厚朴　肉桂
防风　茯苓　甘草　陈皮各一两　白术一两一分

上为细末，炼蜜圆如梧子大。每服三十圆，清米饮下，不饥不饱服。乡人邵致远年八十有三，有此疾，得此方，数服即愈。渠云杨吉老传。

释义：白芷气味辛温，入手、足阳明，引经之药。石斛气味甘平微咸，入肝、脾、肾三经。干姜气味辛温，入手、足太阴。细辛气味辛温，入足少阴。五味子气味酸咸温，入肾。厚朴气味辛温，入足太阴、阳明。肉桂气味辛甘热，入肝。防风气味辛甘平，入手、足太阳。茯苓气味甘平淡渗，入胃，能引

诸药入于至阴之处。甘草气味甘平，入脾，通行十二经络，能缓诸药之性。陈皮气味辛平微温，入脾、胃。白术气味甘温，入手、足太阴。此治气虚头晕之方也。诸经络皆有赖于中土，故守中之药居多，中宫气旺，则辛热之品得各行其志，而病情中矣。

治风寒客于头中，偏痛无时，疼痛牵引两目，按：疼痛，宋本作久之。遂致失明。宜**白附子散**。

白附子—两　麻黄不去节　川乌　南星各半两　全蝎五个　干姜　朱砂　麝香各一分

上为细末，酒调一字匕服之，按：宋本无匕字。去枕卧少时。按：宋本无卧字。此方见《必用方》。

庚寅年，一族人患头痛不可忍，一服即瘥。

释义：白附子气味辛甘大热，入足阳明。麻黄气味辛温，入足太阳。川乌气味苦辛大热，入足太阳、少阴。南星气味苦辛温，直入手、足太阴。全蝎气味甘平，入足厥阴，最能行走入络。干姜气味辛温，入手、足太阴。朱砂气味苦温，入心。麝香气味辛香温，入手、足少阴，能引药入络。此因客邪入于头中，偏痛无时，以致失明。非辛香温热能行之药不能搜逐其邪，非温散之药不能送邪达外。外内清平，其病焉有不去者乎？

治一切头旋，本体因风邪乘于阳经，按：本体因，宋本作本因体虚。上注于头面，遂入脑。亦因痰水在于胸膈之上，犯大寒，使阳气不行，痰水结聚，上冲于头目，故令头旋。按：宋本无故字。

羚羊角散。

羚羊角　茯神各一两　芎䓖　防风　半夏汤洗七次　白芷　甘草各半两　枳壳　附子各一分。按：宋本作各三分

上为粗末。每服四钱，水一盏半，生姜三片，按：三片，

宋本作半分，慢火煎至七分，去滓，不拘时候服。按：宋本服字上有温字。

释义：羚羊角气味辛咸微寒，入足厥阴。茯神气味甘平，入心。芎䓖气味辛温，入肝、胆。防风气味辛甘平，入足太阳。半夏气味辛温，入胃。白芷气味辛温，入手、足阳明。甘草气味甘平，入足太阴。枳壳气味苦寒，入脾。附子气味辛咸大热，入手、足少阴。佐以生姜之达表。此因风邪乘于阳位，窃踞清虚之府，使阳气不能流行，阴寒之气结聚而不化。故辛散之药，少佐以辛热温通之品，则结聚者开，而阳气得行，病无不去矣。

治虚风头旋，吐涎不已。**养正丹**。

黑铅　水银　硫黄　朱砂各一两

上用建盆一只，按：宋本盆作盏。火上熔铅成汁，次下水银，用柳杖子打匀，按：宋本杖作枝。取下放少时，下二味末，打匀，令冷取下，研为粉。用米饮圆或用枣肉圆如梧子大。每服三十粒，盐汤下。此药升降阴阳，补接真气，非止头旋吐涎而已。按：宋本无吐涎二字。

释义：黑铅气味甘寒，入足少阴。水银气味辛寒，能伏五金为泥，能行九窍。硫黄气味辛大热，入右肾命门。朱砂气味苦温，入心。虚风头旋，吐涎不止，阴阳二气不能交接者，诸药不能效验。万不得已，故用金石之品。惟恐药性悍戾，以枣肉和圆，以缓其性。盐汤送药，以达于下，欲药性之不即发于上也。

治一切中风头疼。**黑龙圆**。

天南星泡洗　川乌黑豆蒸三次，各半斤　石膏半斤　麻黄　干薄荷各四两　藁本　白芷各二两　京墨一两半

上为细末，炼蜜杵圆如弹子大。每服一圆，煎薄荷茶汤嚼化下。按：宋本无煎字。

　　释义：天南星气味苦辛温，入手、足太阴。川乌气味苦辛大热，入足太阳、少阴。石膏气味辛寒，入手、足阳明。麻黄气味辛温，入足太阳。薄荷气味辛凉，入手太阴、少阴。藁本气味辛温，入足太阳、阳明。白芷气味辛温，入手、足阳明。京墨气味辛温，能解诸药之毒。大凡中风头疼而用圆剂攻病者，必非暴病也。辛、热、寒、凉表散之药，恐伤正气，而病仍不去，故作圆药攻之，性缓而至病所矣。

类证普济本事方卷第二终

元孙潮校字

卷第三

宋白沙许学士原本

长洲叶桂香岩释义

治风寒湿痹白虎历节走注诸病

治风湿四肢浮肿，肌肉麻痹，甚则手足无力，筋脉缓急，宜**续断圆**。

川续断　萆薢　当归切，微炒　附子　防风　天麻各一两
乳香　没药各半两　川芎三分

上为细末，炼蜜圆如梧子大。每服三四十圆，温酒或米饮下，空心食前。

释义：川续断气味苦辛微温，入足厥阴。萆薢气味苦平，入足太阳。当归气味辛温，入手少阴、足厥阴。附子气味辛咸大热，入手、足少阴。防风气味辛甘平，入足太阴。天麻气味辛平，入足阳明、厥阴。乳香气味辛微温，入手、足少阴。没药气味苦平，入足阳明。川芎气味辛温，入肝、胆。此风湿之邪久伏，致肢浮肌肿，麻痹不仁诸患。先以养血温经之药，佐以祛风利湿之品，使以入络之味，又以酒送药，则三焦脏腑经脉之间皆行药力，鲜不中病矣。

治荣卫涩少，寒湿因而从之痹滞，关节不利而痛者。**增损续断圆**。杨吉老方。

川续断　薏苡仁　牡丹皮　桂心　山芋　白茯苓　黄芪

山茱萸　石斛　麦门冬各一两　干地黄三两　人参　防风炙　白术炮　鹿角胶各七钱

上为细末，炼蜜圆如梧子大。每服三四十圆，温酒下，空心食前。

释义：川续断气味苦辛微温，入足厥阴。薏苡仁气味甘平淡渗，入手、足太阴。牡丹皮气味辛平，入足少阳。桂心气味辛甘热，入足厥阴。山芋气味甘平，入脾、胃。茯苓气味甘平淡渗，能引药达下，入足阳明。黄芪气味甘平，入手、足太阴。山茱萸气味酸微温，入肝、肾。石斛气味甘平微苦，入足三阴。麦门冬气味甘寒微苦，入手太阴、少阴。干地黄气味甘寒微苦，入足少阴。人参气味甘温，入足阳明。防风气味辛甘平，入足太阳。白术气味甘温，入脾。鹿角胶气味咸温，入足太阳、少阴。此寒湿之邪，因荣卫涩少，乘虚而入，致痹滞关节不利而痛者。以补足三阴之药固本，以渗利祛风之品祛病，则三焦荣卫皆不致受病矣。

治风寒湿痹，麻木不仁。**川乌粥法**。

川乌生，为末

上用香熟白米作粥半碗，药末四钱，同米用慢火熬熟，稀薄不要稠，下姜汁一茶匙按：宋本作茶脚，蜜三大匙，搅匀，空腹啜之，温为佳。如是中湿，更入薏苡仁末二钱，增米作一中碗服。

此粥大治手足四肢不遂，按：宋本遂作随。痛重不能举者，有此证预服防之。左氏云：风淫末疾，谓四肢为四末也。脾主四肢，风邪客于肝则淫脾，脾为肝克，故疾在四肢。谷气能引风温之药径入脾经，故四肢得安。此汤剂有力。予尝制此方以授人，服者良验。

释义：川乌气味苦辛大热，入足太阴、少阴。能行走经络。风寒湿三气之邪流入经脉隧道，致气血壅滞，麻痹不仁，四肢不遂。夫邪客于肝，肝必侵犯脾土，故肝脾相犯之候，每多此证。非辛热善行走之药，不能直入病所。独用一味者，欲其力量之大而专也。

治湿伤肾，肾不养肝，肝自生风，遂成风湿流注四肢、筋骨，或入左肩髃，肌肉疼痛，渐入左指中，**薏苡仁散**。

薏苡仁—两　当归　小川芎　干姜　甘草　官桂　川乌—方无此。按：宋本无注。　防风　茵芋　人参　羌活　白术　麻黄　独活各半两

上为细末。每服二钱，空心临卧，温酒调下，日三服。

释义：薏苡仁气味甘平淡渗，入手、足太阳。当归气味辛甘微温，入足厥阴。小川芎气味辛温，入肝、胆。干姜气味辛温，入手、足太阴。甘草气味甘平，入脾。官桂气味辛温，入足厥阴。川乌气味苦辛大热，入足太阳、少阴。防风气味辛甘平，入足太阳。茵芋气味苦辛温，入手、足阳明，太阴。人参气味甘温，入足阳明。羌活气味辛甘平，入足太阳，善能行水。白术气味甘温，入手、足太阴。麻黄气味辛温，入足太阳之表。独活气味苦辛甘平，入足少阴、厥阴，引经之药。温酒调送，亦引经也。此三气之邪流注，经络、肌肉、筋骨皆受邪困，是肝、脾、肾三脏皆病也。故以甘缓辛温之补药守护中焦，而以渗利行经表散之药驱逐流注之邪，则久郁之病，可一旦扫除矣。

治五种痹，腿并臂间发作不定，此脾胃虚，卫气不温分肉，为风寒湿所著。**芎附散**。

小川芎　附子　黄芪　白术　防风　熟干地黄　当归　桂心　柴胡　甘草以上各等分

上为粗末，每服四钱，水一盏半，生姜三片，枣一个，同煎至七分，去渣，食前，日三服。常服不生壅热，兼消积冷。

释义：小川芎气味辛温，入肝、胆。附子气味辛咸大热，

入手、足少阴。黄芪气味甘平，入手、足太阴。白术气味甘温，入手、足太阴。防风气味辛甘平，入足太阳。熟地黄气味甘寒微苦，入肾。当归气味辛甘温，入肝。桂心气味辛甘热，入肝。柴胡气味辛平，入足少阳。甘草气味甘平，能行十二经络，缓诸药之性。此卫气不温分肉，间为三气所乘，致留著不去，故发作无定。以补血养气之药护持正气，以风药及辛热之药搜逐留著之邪，则卫气坚固，无隙可乘，病亦何从入哉！

治白虎历节，诸风疼痛，游走无定，状如虫啮，昼静夜剧，及一切手足不测疼痛。**麝香圆**。

川乌大八角者三个，生用　全蝎二十一个，生用　黑豆二十一粒，生晒用　地龙半两，生用

上为细末，入麝香半字匕，同研匀，糯米煮糊为圆，如绿豆大。每服七圆，甚者十圆，夜卧令膈空，温酒下，微出冷汗，一身便瘥。

释义：此即古方中之蠲痛丹也。川乌气味苦辛大热，入足太阳、少阴。全蝎气味甘平，入足厥阴，善能走经络。黑豆气味苦平，入足少阴。地龙气味咸寒，入足阳明、厥阴，能行诸经络。麝香气味辛香微温，善能入窍。白虎历节诸风，痛楚无时，流走无定。送药以酒，亦是引经，非辛香不能走窍，非辛热能行之药不能入络，非甘平咸寒及谷味，不能调和正气。痛既蠲，病鲜不愈矣！

予得此方，凡是历节，及不测疼痛，一二服便瘥。在歙州日，按：宋本州作川。有一贵家妇人遍身走注疼痛，至夜则发，如虫啮其肌。多作鬼邪治。予曰：此正历节病也。三服愈。

历节宜发汗。**麻黄散**。

麻黄一两一分　羌活一两　黄芩三分　细辛真华阴者　黄芪各半两

上为粗末。每服五钱，水二盏，煎至八分，去渣温服。接续三四服。有汗慎风。按：宋本作畏风。

释义：麻黄气味辛温达表，入足太阳。羌活气味辛甘平，入足太阳。黄芩气味苦寒，入手太阴，手、足阳明。细辛气味辛温，入足少阴。黄芪气味甘平，入手、足太阴。此因历节痹痛，当发汗表邪，以麻、羌之辛温表散，以芩、辛之苦平和内，以芪之甘平固表。斯发汗而表不伤，邪去而正气愈旺也。非深明大道者乎！

治历节肿满疼痛。**茵芋圆。**

茵芋　朱砂　薏苡仁各一分　牵牛子一两半　郁李仁半两

上为细末。炼蜜杵圆如桐子大，轻粉滚为衣。按：宋本滚作衮。每服十圆至十五圆、至二十圆，五更初，温水下，到晚未利，再一二服，快利为度，白粥将息。

释义：茵芋气味苦辛温，入手、足阳明。朱砂气味苦温，入手少阴。薏苡仁气味甘平淡渗，入手、足太阴。牵牛子气味苦辛微寒，入手、足阳明。郁李仁气味辛温而润，入手、足太阴、阳明。轻粉气味辛咸微寒，为衣者，取其能引药入下也。历节而致肿满，非下利不能杀其势，故渗湿行经，必使其下利也。

治风热成历节，攻手指，作赤肿麻木，甚则攻肩背两膝，遇暑热或大便秘即作。**牛蒡子散。**

牛蒡子三两　新豆豉炒　羌活各一两　生地黄二两半　黄芪一两半

上为细末。白汤调二钱服，空心食前，日三服。此病多胸膈生痰，久则赤肿，附著肢节，久而不退，遂成厉风。此孙真人所预戒也，宜早治之。

释义：牛蒡子气味苦辛平微寒，入手太阴、手、足阳明，引经之药。新豆豉气味苦寒，入手、足太阴、阳明。羌活气味辛甘平，入足太阳，善能利水。生地黄气味甘寒微苦，入手、足少阴。黄芪气味甘平，入手、足太阴。此治历节久而四肢四末皆病，将成厉风，疼痛不休者，气血药中兼以散邪利湿，乃古人思患预防之意也。术于此者，不可不察焉。

治厉风手指挛曲，节间疼不可忍，渐至断落。**蓖麻法。**

蓖麻子去皮　黄连锉如豆，各二两。按：宋本二作一

上以小瓶子入水一升同浸，春、夏三日，秋冬五日，后取蓖麻子一粒，擘破，面东以浸药水吞下。平旦服，渐加至四五粒，微利不妨。水少更添，忌动风物。累用得效神良。

释义：蓖麻子气味苦辛温，入手、足阳明。黄连气味苦寒，入手少阴。此治已成厉风，节骨间痛不可忍，渐至欲断落者。以苦辛温之味微利其经络之壅滞，以苦寒之味调和其心荣，使风毒不致侵入脏腑，则经络所伏之邪，渐次得解矣。此方虽述神良，丹方之流也。

治厉风。**柏叶散。**

柏叶　麻黄　山栀子　枳壳　羌活　羊肝石　白蒺藜　升麻　子芩　防风　牛蒡子　荆芥　茺蔚子　大黄各半两　苦参一两　乌蛇一两

上为细末。每服二钱，温水调下，日七八服。庞老方。

释义：柏叶气味苦辛微寒，入足太阴。麻黄气味辛温发散，入足太阳。山栀子气味苦寒，入手太阴、少阴。枳壳气味苦寒，入脾。羌活气味辛温，能行水，入足太阳。羊肝石气味淡平，入足少阳、厥阴，能解药毒。白蒺藜气味甘辛温，入足厥阴，能明目。升麻气味苦辛，微温而散，入足阳明。子芩气味苦寒，入手太阴。防风气味辛甘平，入足太阳。牛蒡子气味苦辛平微寒，入手太阴。荆芥气味辛温，入足厥阴。茺蔚子气味辛甘微温，入手、足厥阴。大黄气味苦寒，入手、足阳明。苦参气味苦寒，入手、足少阴。乌蛇气味甘平，善能治风，入

足少阳、厥阴。此治厉风之方也。血分中热气阻痹，脉络不主流行，必成癣疥，久则延为厉风。故用凉血药兼以疏风，古人有云：治风先治血，血行风自灭也。

治风毒疮，按：宋本风毒作肺毒。如大风疾。**绿灵散**。

用桑叶洗，熟蒸一日，晒干为末。每服三钱，开水调下，不拘时候，日三四服。出《经验》。

释义：桑叶气味苦甘辛凉，入手、足阳明、厥阴。此药能明目，凉血熄风。风疾之始，肤痒如疮，久郁化热成毒，将变大风之证。故必以凉血为务，则郁久之热稍减，内风得熄矣。

治走疰历节，按：宋本疰作注。诸风软痛，卒中倒地，跌扑伤损。**趁痛圆**。

草乌头三两，生，去皮尖。按：宋本生作不　熟地黄　南星　半夏曲　白僵蚕　乌药各半两，并晒干

上为细末，酒糊圆如梧子大，日干。每服五七粒，空心夜卧温酒下。如跌扑痛，用姜汁和酒研十数粒搽之。如卒中倒地，姜汁、茶清研五六圆灌下，立醒。大知禅师方。

释义：草乌头气味苦辛大热，入足太阳、少阴。熟地黄气味甘寒微苦，入足少阴。南星气味苦辛温，入手、足太阴。半夏曲气味辛微温，入足阳明。白僵蚕气味咸平，入手、足阳明，能引药入络。乌药气味辛温，入足阳明、少阴。酒和者，亦引经也。此因走注历节诸风，卒然昏倒损伤者，非大热引经之药不能走至病所。而佐以地黄者，取其养血熄风，虽诸味之攻病，不致伤及他经也。

治宿患风癣，遍身黑色，肌体如木，皮肤粗涩，及四肢麻痹，宜服**乌头圆**。

草乌头一斤，入竹箩子内，以水浸，用碎瓦块，按：三字宋本作瓦子。于箩内，就水中泷洗，如打菱角法。直候泷洗去大皮及尖，控起令干。用麻油四两，盐四两，入铫内炒令深黄

色，倾出油，只留盐并乌头，再炒令黑色烟出为度。取一枚劈破，心如米一点白恰好也。如白多，再炒，趁热杵罗为末，用醋糊圆如梧子大，干之。每服三十圆，空心晚食前，温酒下。

真州资福寺雅白老僧，按：宋本作真州资福大雅白老。元祐间有此疾。服数年，肌肤黑点须除，按：宋本点作黯。脚力强健，视听不衰。有一宗人，遍身紫癜风，身如墨服，服逾年，体悦泽。教予服之，亦得一年许，诸风疹疮皆除。然性差热，虽制去毒，要之五七日作乌头粥啜之为佳。粥法用豫章集中者。

释义：草乌头气味苦辛大热，入足太阳、少阴，能行走经络。宿患风癣，遍身黑色，肌体麻木，皮肤不仁，四肢麻痹，久不能愈者，非此不能透入诸经络。制药用油、盐，和药用醋者，咸能软坚，酸能约束。只用一味而不用他药者，欲其专攻是疾，无暇治及他处耳。

治风痰停饮痰癖嗽

治停痰宿饮。**化痰圆。**

半夏汤洗七次，别末　人参　白茯苓　白术　桔梗切作小块，生姜汁浸，各一两　枳实　香附子　前胡　甘草各半两

上细末。用半夏末、生姜汁同煮，糊圆如梧子大。每服三四十圆，食前姜汤下。

释义：半夏气味辛温，入足阳明。人参气味甘温，入脾、胃。茯苓气味甘平淡渗，入足阳明。白术气味甘温，入手、足太阴。桔梗气味苦辛平，入手太阴，为诸药之舟楫。枳实气味苦寒，入脾。香附子气味辛甘平，入足厥阴、少阳。前胡气味苦平辛微寒，入手太阴。甘草气味甘平，入足太阴。此主治停

痰宿饮之方也。古人有云：邪之所凑，其里必虚①。参苓术甘
四味，乃四君子汤也，用以守护中宫而消痰祛饮之药，以姜为
引，直捣其巢，宿饮自除矣。

治中脘风涎痰饮眩瞑，呕吐酸水，头疼恶心。**三生圆**。

半夏二两　南星　白附子各一两

上并生为细末，滴水圆如梧子大，以生面滚衣，阴干。
按：宋本滚作裹。每服十圆至二十圆，不拘时候，生姜汤下。

释义：半夏气味辛温，入足阳明。天南星气味苦辛温，入
手、足太阴。白附子气味辛甘大温，入足阳明。三味皆生用。
而以姜汤送者，以脘中之痰饮窃踞为患，致瞑眩呕吐，头疼恶
心，非峻利之药不能扫除也。

治心腹中脘痰水冷气，心下汪洋，嘈杂肠鸣，多睡②，口
中清水自出，肋胁急胀，痛不欲食。此胃气虚冷所致，其脉沉
弦细迟。**旋覆花汤**。

旋覆花　细辛　橘皮　桂心　人参　甘草　桔梗　白芍药
半夏以上各半两　赤茯苓三分

上为粗末。每服四钱，水一盏半，生姜七片，煎至八分，
去渣温服。

释义：旋覆花气味咸温，入手太阴、阳明。细辛气味辛
温，入足少阴。橘皮气味辛微温，入手、足太阴。桂心气味辛
甘热，入足厥阴。人参气味甘温，入脾、胃。甘草气味甘平，
入脾。桔梗气味苦辛平，入肺。白芍气味酸微寒，入足厥阴。
半夏气味辛温，入足阳明。赤茯苓气味甘平淡渗，入手太阳、
足阳明。以姜汁为引，引药入里。此胃气虚冷，痰饮蟠踞心
下，冷气汪洋，嘈杂肠鸣，人倦多睡，胁肋急胀，不欲思食。

50

---

① 其里必虚：《素问·评热病论》："邪之所凑，其气必虚"。"里"当作"气"。
② 睡：《普济本事方》作"唾"。

以咸苦辛酸之药逐痰祛饮，以甘缓之药调和中焦正气，则病去而渐能纳食矣。

治心下停饮冷痰，头目晕眩，睡卧口中多涎。**槟榔圆**。

槟榔三分　丁香按：宋本注一分　半夏各三两。按：宋本无各字
细辛　干姜　人参各半两

上为细末，姜汁煮糊圆如梧子大。每服二三十圆，姜汤下，日三服。

释义：槟榔气味苦辛温，入足太阴、太阳，能消积下气。丁香气味辛热，入足阳明、太阴。半夏气味辛温，入足阳明。细辛气味辛温，入足少阴。干姜气味辛温，入手、足太阴。人参气味甘温，入足阳明。心下停饮冷痰，非辛温不能祛逐，非甘温补药不能养正气。正气大旺，停饮自去耳。

治酒癖停饮，吐酸水。**干姜圆**。《圣惠方》。

干姜　葛根　枳壳　橘红　前胡各半两　白术　半夏曲各一
两　甘草　吴茱萸各一分

上为细末，炼蜜圆如梧子大。每服三十圆，用米饮下。甲寅年，服上二方有验。

释义：干姜气味辛温，入手、足太阴。葛根气味辛微温，入足阳明，能解酒毒。枳壳气味苦寒，入足太阴。橘红气味辛微温，入手、足太阴。前胡气味苦辛微寒，入手太阴。白术气味甘温，入手、足太阴。半夏曲气味辛微温，入足阳明。甘草气味甘平，入脾。吴茱萸气味辛热，入足阳明、厥阴。此方治酒癖停饮，呕吐酸水。皆由中宫脾土受困。以辛温培土之药乾健佐运，以辛散升腾之药鼓动阳气，则中土之阳气振，阴浊自然扫除矣。

治积聚停饮，痰水生虫，久则成反胃，及变为胃痈。其说在《灵枢》及巢氏《病源》。**芫花圆**。

芫花醋制干，称一两　干漆　狼牙根　桔梗炒黄　藜芦炒　槟

51

榔各半两　巴豆十个，炒微黑黄

上为细末，醋糊圆如赤豆大。每服二三圆，按：宋本作每服二三十圆，坊本同。加至五七圆，按：坊本作加至五十圆。食前姜汤下。

释义：芫花气味咸辛温，入手、足太阳，善能行水。干漆气味辛温，入足厥阴，降而行血。狼牙根气味苦辛寒，入足少阳、厥阴，善能杀虫。桔梗气味苦辛平，入手太阴，为诸药之舟楫。藜芦气味辛温，入手阳明，能行积滞。槟榔气味辛温，入足太阴、太阳，能下气消积。巴豆气味辛热，有毒，入手、足阳明、足太阴。此积聚痰饮，久而不去，甚至生虫反胃，胃变为痈。非有毒、行血、下气、攻坚、消积之药，不能扫除沉痼也。

此方常服，化痰消坚杀虫。予患饮癖三十年，暮年多嘈杂，痰饮来潮即吐，有时急饮半杯即止，盖合此证也。因读巢氏《病源》论酒瘕云：饮酒多而食谷少，积久渐瘦，其病常思酒，不得酒则吐。多睡，不复能食，是胃中有虫使然，名为酒瘕。此药治之，要之须禁酒即易治，不禁，无益也。予生平有二疾：一则脏腑下血，二则膈中停饮。下血有时而止，停饮则发无时。始因年少时夜坐为文，左向伏几案，是以饮食多坠向左边。中夜以后稍困乏，必饮酒两三杯，既卧就枕，又向左边侧睡。气壮盛时殊不觉。三五年后，觉酒止从左边下漉漉有声，胁痛，饮食殊减，十数日必呕吐数升酸苦水。暑月止是右边身有邪①，漐漐常润，左边病处绝燥。遍访名医及海上方脉之②，少有验者。间或中病，止得月余复作。其补则如天雄、附子、礜石，其利则如牵牛、甘遂、大戟，备尝之矣。予后揣

————————

① 邪：诸本同，《普济本事方》作"汗"。
② 脉之：诸本同，据《普济本事方》，作"服之"。

度之，已成癖囊，如潦水之有科白，不盈科不行。水盈科而行者也，清者可行，浊者依然停①潴，盖下无路以决之也，是以积之五七日必呕而去，稍宽数日复作。脾土也，恶湿。而水则流湿，莫若燥脾以胜湿。崇土以填科白，则疾当去矣。于是悉屏诸药，服苍术一味，三月而疾除。自此一向服数年，不吐不呕，胸膈宽畅，饮啖如故。暑月汗亦周体而身凉，饮觉从中而下。前此饮渍于肝，目亦多昏眩，其后灯下能书细字，皆苍术之力也。其法：苍术一斤，去皮切，末之，用生芝麻半两，水二盏，研滤取汁。大枣十五枚，烂煮去皮核，研。以麻汁匀研成稀膏，搜和入曰②熟杵圆如梧子大，干之。每日空腹，用温汤吞下五十圆，增至一百圆、二百圆。忌桃、李、雀、鸽。初服时，必膈微燥。且以茅术制之。觉燥甚，进山栀散一服，久之不燥矣。予服半年以后，止用燥烈味极辛者，削去皮，不浸极有力，亦自然不燥也。山栀散用山栀子一味，干之为末，沸汤点服。故知久坐不可伏向一边，时或运动，亦消息之法。

治肺感风寒作嗽。**紫苏散。**

紫苏　桑白皮　青皮　五味子　杏子仁　麻黄　甘草各
等分

上为细末。每服二钱，水一盏，煎至七分，温服。

释义：紫苏子气味辛温发散，入手太阴，足太阳，阳明之表。桑白皮气味苦辛平，入手太阴。青皮气味苦辛温微酸，入足少阳、厥阴。五味子气味酸甘平苦咸，虽入肾，然研细用，五脏之味俱全，不专走一经也。杏子仁气味苦辛微温，入手太阴、阳明。麻黄气味辛温，入手太阴、足太阳之表。甘草气味甘平，入脾，兼入十二经络，能和诸药之性。因肺经感冒风寒

---

① 停：原作"淳"，诸本同，据《普济本事方》改。
② 曰：诸本同，当作"臼"。

咳嗽者，惟恐涉及他经。以辛温理邪之药专攻肺经留邪，则留邪既散，而诸经安适矣。

利膈去涎，思食止嗽。**诃子汤。**

诃子煨，去核　青皮　麦门冬各半两　槟榔四个　半夏三分
甘草一分

上为粗末。每服四钱，水二盏，生姜七片，同煎至七分，去渣温服，日二三服。

释义：诃子气味温涩，入手阳明、足太阴。青皮气味苦辛温微酸，入足少阳、厥阴。麦门冬气味甘寒微苦，入手太阴、少阴。槟榔气味辛温，入足太阴、太阳。半夏气味辛温，入足阳明。甘草气味甘平，入脾。此因咳嗽涎痰，致中膈不利，纳食渐少。虽滋养肺家，中土不旺，而肺终不能醒，不可泥于肺病不用燥药也。以辛温之药健运中宫，气旺则金有所恃，孰谓肺病必用滋腻乎？

治诸嗽久不瘥。**贝母汤。**

贝母去心，姜制半日晒干。按：宋本晒作焙　黄芩生　干姜生　陈皮　五味子各一两　桑白皮一两。按：宋本无注　半夏半两。按：宋本无　柴胡　桂心各一两。按：宋本作各半两　木香　甘草各一分

上为粗末。每服五钱，水一盏半，杏仁七个，去皮尖碎之，生姜七片，同煎至七分，去渣热服。黄师文①云：戊申冬，有姓蒋者，其妻积年久嗽，制此方授之，一服即瘥。以此治诸嗽，悉皆愈。

释义：贝母气味苦甘微寒，入手太阴、少阴。黄芩气味苦寒，入手太阴。干姜气味辛温，入手、足太阴。陈皮气味苦辛微温，入手、足太阴。五味子气味俱全，兼入五脏。桑白皮以气味苦辛温，入手太阴。半夏气味辛温，入足阳明。柴胡气味

---

① 黄师文：宋代名医，长于治疗内科疾病。见《续医说·古今名医》。

辛甘平，入足少阳。桂心气味辛甘大热，入足厥阴。木香气味辛温，入足太阴。甘草气味甘平，入脾，能和诸药之性，兼入十二经络。再佐以生姜之达表，不专为肺经咳嗽而设也。经云：五脏六腑皆能令人咳嗽。故方中之品，兼行五脏，积久成痼，能一旦肃清矣。

治积聚凝滞五噎膈气

大抵治积，或以所恶者攻之，以所喜者诱之，则易愈。如硇砂、水银治肉积，神曲、麦蘖治酒积，水蛭、虻虫治血积，木香、槟榔治气积，牵牛、甘遂治水积，雄黄、腻粉治涎积，礞石、巴豆治食积，各从其类也。若用群队之药，分其势则难取效。许嗣宗①所谓譬犹猎不知兔，广络原野，冀一人获之，术亦疏矣。须是认得分明，是何积聚，然后增加用药。不尔，反有所损。嗣宗自谓不著书，按：坊本作不必著书。在临时变通也。

治五种积气及五噎，胸膈不快，停痰宿饮。**缠金丹**。

木香　丁香　沉香　槟榔　官桂　胡椒　硇砂研　白丁香　肉豆蔻　飞矾各一分　马兜铃按：宋本注炒　南木香按：宋本作南星　五灵脂　瓜蒌根　半夏各半两　朱砂三分，留半为衣

上为细末，入硇砂、朱砂二味，同药研和匀。生姜汁煮糊圆如梧子大，朱砂为衣。每服三圆，生姜汤下，或干嚼萝卜下。

释义：广木香气味辛温，入足太阴。丁香气味辛温，入手、足太阴、少阴、阳明。沉香气味辛温，入足少阴。槟榔气味辛温，入足太阴、太阳。官桂气味辛温，入足厥阴。胡椒气

---

① 许嗣宗：诸本皆同。当作许胤宗，一作引宋，隋唐时名医。

味辛热，入足太阴、少阴、厥阴。硇砂气味咸苦微温，入足阳明、厥阴。白丁香气味苦辛温，入足太阴、阳明。肉豆蔻气味辛温，入足太阴、阳明。飞矾气味酸寒涩，入手太阴、足厥阴。马兜铃气味苦辛微温，入手太阴，最能宣壅痹。南木香气味辛温，入足厥阴。五灵脂气味甘温，入手太阴、足厥阴。瓜蒌根气味苦寒，入手太阴、足阳明。半夏气味辛温，入足阳明。朱砂气味苦温，入手少阴。此治五种积气及五噎之疴，痰饮停伏，胸膈不快。非一二处受病，乃十二经皆被病魔窃踞。生姜为圆、为引，萝卜为引者，亦取其引药入内，分途走经络之意也。

治心下蓄积痞闷，或作痛，多噫败卵气。**枳壳散**。

枳壳　白术各半两　香附子一两　槟榔三钱

上为细末。每服二钱，米饮调下，日三服，不拘时候。庞老方。

释义：枳壳气味苦寒，入足太阴。白术气味甘温，入手、足太阴。香附子气味苦平，入足厥阴。槟榔气味辛温，入足太阴。此心下积聚痞闷，有时作痞，脘中不爽，多噫败卵颓气胀疼者，皆由中气馁弱不振。以甘温守中，而用破气消积之药攻病，则正气不伤，而宿病顿去矣。

治伏积注气，发则喘闷。**诃子圆**。

诃子　白茯苓　桃仁　枳壳　桂心　槟榔　鳖甲　桔梗　白芍药　川芎　川乌　人参　橘红以上各等分

上为细末，炼蜜杵圆如梧子大。酒下二十圆，熟水亦得，不拘时候服。

释义：诃子气味温涩，入手阳明、足太阴。茯苓气味甘平淡渗，入足阳明。桃仁气苦辛甘平微温，入手、足厥阴。枳壳气味苦寒，入足太阴。桂心气味辛热，入足厥阴。槟榔气味苦辛温，入足太阴、太阳。鳖甲气味咸平，入足厥阴。桔梗气味苦辛平，入手太阴，为诸药之舟楫。白芍药气味酸微寒，入足厥阴。川芎气味辛温，入肝、胆。川乌气味苦辛大热，入足太阳、少阴。人参气味甘温，入脾、胃。橘红气味苦辛，入手、足太阴。送药以酒，欲药性之速行也。此治伏积注气为病，发则欲喘闷者。大凡久病入血，非血药不能引药直达病所，非辛温大热之药不能扫荡伏郁。再佐以扶持中气之药，虽攻病不使正气受伤也。

治一切积聚、停饮心痛。按：宋本停作有。**硇砂圆**。

硇砂　荆三棱别末　干姜　香豆芷　巴豆去油，各半两　大黄别末　干漆各一两　木香　青皮　胡椒各一分　槟榔　肉豆蔻各一个

上为细末，酽醋二升煎巴豆五七沸，后下三棱、大黄末同煎五七沸，入硇砂同煎成稀膏。稠稀得所，便入诸药和匀，杵圆如绿豆大。年深气块，生姜汤下四五圆。食积，熟水下。白痢，干姜汤下。赤痢，甘草汤下。血痢，当归汤下，葱酒亦得。

释义：硇砂气味咸苦微温，入足太阳、阳明、厥阴。荆三棱气味苦平，入足厥阴，能破血攻坚。干姜气味辛温，入手、足太阴。香白芷气味辛温，入足太阳。巴豆气味辛温，入足太阴、阳明，能消痞，下凝寒之滞。大黄气味苦寒，入足阳明，有斩关夺门之能。干漆气味辛温，降而行血，入足厥阴。木香气味辛温，入足太阴。青皮气味辛温微酸，入足厥阴。胡椒气味辛热，入足太阴、少阴、厥阴。槟榔气味辛温，入足太阴、太阳。肉豆蔻气味辛温，入足太阴、阳明。凡一切积聚停饮，以及下利诸病，久而不愈者，非藉破血消滞下夺不能效。必佐以温中者，欲药性之流行也。

治男子妇人患食劳、气劳，遍身黄肿，欲变成水，及久患痃癖，小肠膀胱，按：坊本多气字。面目悉黄。**紫金丹**。

胆矾三两　黄蜡一两　青州枣五十个

上于瓷盒内，用头醋五升，先下矾、枣，慢火熬半日以来，取出枣，去皮核，次下蜡，一处更煮半日如膏。入好蜡茶末二两，同和圆如梧子大。每服二三十圆，茶、酒任下。如久患肠风痔漏，按：宋本肠风作漏风。陈米汤饮下。

宗室赵彦才下血，面如蜡，不进食，盖酒病也。授此方服之，终剂而血止，面色鲜润，食亦倍常。新安有一兵士亦如是，与三百粒，作十服，亦愈。

释义：胆矾气味咸酸微凉，入足太阳、阳明。黄蜡气味甘平微温，入手、足太阴。青州枣气味甘平微温，入手、足太阴、阳明。蜡茶气味苦寒直降，欲其速下也。炼药以醋者，约之也。送药以米饮者，扶中也。此治脱力劳伤，饥饱不调，宿有痃癖，周身发黄，欲变成水盅，非渗湿之药，不能引药入于病所，故效验独捷耳。酒客发黄、便血，尤宜服此药。

治沉积。**感应圆。**

丁香　木香各半两　干姜一两　百草霜二两，研　肉豆蔻二十个　巴豆七十个，取霜　杏仁一百四十个　煮酒腊糟四两　麻油一两，如冬月增半两，减腊糟半两。按：宋本如作秋

上以二香、姜、蔻，为细末，并三味研极匀。炼油、腊糟和成济，油纸裹，旋圆如绿豆大。熟水下五七圆。此药近年盛行于世，有数方，惟此方最高。予得之于王景长，用之的有准。

释义：丁香气味辛温，入手、足太阴、阳明。木香气味辛温，入足太阴。干姜气味辛温，入手、足太阴。百草霜气味苦辛温，入足太阴、厥阴。肉豆蔻气味辛温，入足太阴、阳明。巴豆气味辛温，入足太阴、阳明。杏仁气味苦辛微温，入手太阴、阳明。煮酒腊糟气味辛温，入足少阳、厥阴。麻油气味甘平，入足厥阴。此药治运年宿积。欲达病所，必以辛香；欲去

宿积，必投巴豆。再佐以糟之辛温，麻油之滑润，焉有不能祛除宿病耶？

治五种积气，三焦痞塞，胸膈满闷，背脊引疼，心腹膨胀，胁肋刺痛，食饮不下，噎塞不通，呕吐痰逆，口苦吞酸，羸瘦少力，短气烦闷。常服顺气宽中，消痃癖、积聚，散惊忧恚气，按：宋本无散字。宜服**枳壳散**。

枳壳　荆三棱　橘皮　益智仁　蓬莪术　槟榔　肉桂各一两　干姜　厚朴　甘草　青皮　木香　肉豆蔻各半两

上为细末。每服二钱，水一盏，生姜三片，枣一个，同煎至七分，热服，盐点亦得，不拘时候。

释义：枳壳气味苦寒，入足太阴。荆三棱气味苦平，入足厥阴。橘皮气味苦辛微温，入手、足太阴。益智仁气味辛温，入足太阴。蓬莪术气味苦辛温，入足厥阴，与三棱同功。槟榔气味辛温，入足太阴、太阳。肉桂气味辛热，入足厥阴。干姜气味辛温，入手、足太阴。厚朴气味苦辛微温，入手、足太阴。甘草气味甘平，入脾。青皮气味苦辛温微酸，入足厥阴。木香气味辛温，入脾。肉豆蔻气味辛温，入足太阴、阳明。佐以姜枣和荣卫。乃宽中顺气之药，能治五种积气，三焦痞塞，心疼腹胀，痃癖诸证。无非令中宫之气流畅，勿使其不宣也。

治气、食、忧、劳、思、虑。**五噎膈气圆**。

半夏　桔梗各二两　肉桂　枳壳各一两半

上为细末，姜汁糊圆如梧子大。姜汤下三十圆，食后临卧服。

释义：半夏气味辛温，入足阳明。桔梗气味苦辛平，入手太阴，为诸药之舟楫，能引药达上。肉桂气味辛甘大热，入足厥阴。枳壳气味苦寒，入足太阴。姜汁圆，姜汤送，欲令药之入里也。此七情六欲之伤，致成五噎膈气之疴。所用之药，乃苦辛以开其郁，使升降无阻，自然奏效矣。

治胸膈闷塞作噎。**熏膈圆**。

麦门冬　甘草各半两　人参　桂心　细辛　川椒　运志去心
炒。按：宋本作运志肉　附子　干姜各二钱

上为细末，炼蜜圆如鸡头大。绵裹一圆含化，食后，日夜
三服。

释义：麦门冬气味甘凉微苦，入手太阴、少阴。甘草气味
甘平，入足太阴。人参气味甘温，入足阳明。桂心气味辛甘大
热，入足厥阴。细辛气味辛温，入足少阴。川椒气味辛热，入
足厥阴。运志气味辛温，入手、足少阴。附子气味辛咸大热，
入手、足少阴。干姜气味辛温，入手、足太阴。因胸膈闷塞作
噎，致不能纳食，虽藉辛温诸药以通之，又惟恐津液被劫，必
以甘凉滋养之味护其中，愈加得力矣。

治膀胱疝气小肠精漏诸病

治膀胱疝气，外肾肿胀，痛不可忍。**念珠圆**。

乳香　硇砂各三钱，水飞净　黄蜡一两

上乳香研细，硇砂同研匀，熔蜡和圆，分作一百单八粒，
按：宋本单作丹。以线穿之，露一夕，次日用蛤粉为衣。旋取
一粒，用乳香汤吞下。

顷年有人货疝气药，肩上担人我二字以为招口①，日货数
千钱。有一国医多金得之，用之良验，即此方也。按：四字宋
本无。

释义：乳香气味辛香微温，入手、足少阴，最能止痛。硇
砂气味咸苦微温，入足太阳、阳明、厥阴，最能软坚消积。黄
蜡气味甘平微温，亦淡而能渗，故俗谚有味如嚼蜡之说。圆必

---

① 口：诸本同，据《普济本事方》当作"目"。

作一百单八粒为率者，以头痛之极，必起善念，念佛之时，想病势之必减也，故以之为名。蛤粉为衣，取其咸能润燥而软坚也。再以乳香汤送药者，欲其速止痛也。此治外肾肿胀及疝气等疾，皆有效验。

硇砂圆。

木香　沉香　巴豆肉全者各一两　青皮一两，不去皮。按：宋本一作二　铜青半两，研　硇砂一分

上二香、青皮三味，细锉，同巴豆慢火炒令紫色为度，去巴豆，为末，入青、砂二味，研匀，蒸饼和圆如梧子大。每服七圆至十圆，盐汤吞下，日二三服。空心食前服。

释义：木香气味辛温，入足太阴。沉香气味苦辛温，入足少阴。巴豆肉气味辛温，入足太阴、阳明。青皮气味苦辛酸微温，入足厥阴。铜青气味酸平，入足少阳、厥阴，能杀痹虫。硇砂气味咸苦微温，入足太阳、阳明、厥阴。蒸饼和圆，盐汤送药，不欲药性之发于上也。此治同上病而药比上略峻，司是术者，宜留心斟酌也。

治膀胱肿硬，牵引疼痛，及治小肠气，阴囊肿，毛间水出，服**金铃圆**。

金铃子肉五两　茴香炒　马蔺花炒　菟丝子　海蛤　破故纸　海带各三两　木香　丁香各一两

上为细末，蒸饼和圆，按：宋本无蒸饼二字。如梧子大。每服二三十圆，温酒送下，盐汤亦可。空心食前服。

释义：金铃子气味苦微寒，入手、足厥阴。茴香气味辛温，入足厥阴。马蔺花气味甘平，入足厥阴，能治恶疮，去白虫。菟丝子气味甘平，入脾、肾。海蛤气味咸寒，入足少阴、厥阴。破故纸气味苦辛大温，入足太阴，兼入命门。海带气味咸寒，入足厥阴。木香气味辛温，入足太阴。丁香气味辛温，入足阳明、厥阴。蒸饼和圆，盐汤送，皆欲药之达下也。膀胱

肿硬疼痛，及小肠疝气，阴囊肿，毛间水出者，非此药不能直行病所。味苦者为君，诸药之辛而咸者，皆从之下行耳。

治小便难，小肠胀，不急治杀人。

上用葱白三斤，细锉，炒令热，以帕子裹，分作两处。更替熨脐下，即通。

释义：葱白气味辛温，通而兼散，入足太阳、厥阴。炒热熨脐下，乃关元穴也。得浊气下行，小便通而胀缓矣。此备急之要方也。

治膀胱气痛。**茴香散**。

茴香　金铃子肉　蓬莪术　荆三棱各一两　甘草半两，炙

上为细末。每服二钱，热酒调下。强幼安云：每发痛甚，连日只服此药，每日二三服，立定。

顷在徽城日，歙尉宋茍甫①膀胱气作，疼不可忍。医者以刚剂与之，疼愈甚，小便不通三日矣，脐下虚胀，心闷。予因候之，见其面赤黑，脉洪大。予曰：投热药太过，阴阳痞塞，气不得通，一之奈何②？宋尉尚手持四神丹数粒，云：医者谓痛不止，更服此。予曰：若服此定毙。后无悔，渠恳求治。予适右③五苓散一两许，分三服，易其名，用连须葱一茎，茴香一撮，盐一钱，水一盏半，煎七分，令接续三服。中夜下小便如墨汁者一二升，脐下宽，得睡。翌日诊之，脉已平矣。楼用硇砂圆与之，数日瘥。大抵此疾，因虚得之，不可以虚而骤投补药。经云：邪之所凑，其气必虚。留而不去，其病则实。故必先涤所蓄之邪，然后补之。是以诸方多借巴豆气者，谓此也。

---

① 宋茍甫：诸本同，《普济本事方》作"宋茍甫"。
② 一之奈何：诸本同，《普济本事方》作"为之奈何"。
③ 予适右：当作"予适有"。

释义：茴香气味辛温，入足厥阴。金铃子肉气味苦微寒，入手、足厥阴。蓬莪术气味苦辛温，入足厥阴。荆三棱气味苦平，入足厥阴。甘草气味甘平，入足太阴，能缓诸药之性。热酒调送，欲药性之入厥阴也。此治膀胱气痛不可忍者，刚剂屡投而效，故治以攻坚破积之药，虽有缓中之品，而苦辛泄肝之药居多，气既得泄，病自缓矣。

治遗精梦漏，关锁不固。**金锁丹**，亦名茴香圆。

舶上茴香　胡芦巴　破故纸　白龙骨以上各一两　木香一两半　胡桃肉三七个，研　羊石子①三对，批开，盐半两擦，炙熟，研如膏。

按：宋本擦作搽，如膏作如法

上五味为细末，下二味同研成膏。和酒浸蒸饼为糊杵熟圆如梧子大。每服三五十圆，空心温酒下。

释义：舶上茴香气味辛温，入足少阴、厥阴。胡芦巴气味辛温，入足少阴。破故纸气味辛大温，入足太阴，兼入命门。白龙膏气味凉涩，入手、足少阴、厥阴。木香气味辛温，入足太阴。胡桃肉气味温涩，入足少阴。羊石子气味辛甘微咸，入足少阴。酒浸，酒送，欲其入里也。此治遗精梦漏，关锁不固。以补肾之品，佐以辛香固涩，则下焦有恃，鲜不中病矣。

治经络热，梦漏，心忪恍惚，膈热。**清心圆**。

好黄柏皮一两

上为细末，用生脑子一钱，同研匀，炼蜜圆如梧子大。每服十圆至十五圆，浓煎麦门冬汤下。大智禅师方云：按：宋本无云。梦遗不可作虚冷，亦有经络热而得之也。

释义：黄柏气味苦寒，入手、足少阴。生脑子即冰片也，气味辛香大热，通行十二经络，引药入里。走窍之药，送以麦门冬，欲令入心也。此证非肾虚不固，系经络内热，故取苦寒

---

① 羊石子：又名羊外肾，为山羊、绵羊的睾丸。

以坚阴，辛香以入络也。

猪苓圆。

上用半夏一两，破如豆大，用木猪苓四两，先将一半炒半夏黄色，不令焦，地上出火毒半日，取半夏为末，更用前猪苓末二两同研极匀，炼蜜糊圆如梧子大，候干，更再用存下猪苓二两，炒微裂，同用不泄气沙瓶养之。每服三四十①圆，空心温酒或盐汤下。常服于未申之间②，冷酒任下。按：取半夏为末以下，宋本作糊圆如梧子大，候干，更用前猪苓末二两，炒微裂同用。不泄沙瓶养之。空心温酒、盐汤下三四十圆。常服于申未间，冷酒下。

释义：木猪苓气味苦微寒，入足太阳。半夏气味辛温，入足阳明。送药以酒、盐汤者，欲药性之下行也。此治年壮之人，情欲萌动，精虽未泄，已离本位，溺管中疼，或兼梦遗者，未可作下虚治，宜以此药治之。大凡看病，切勿见病治病耳。

此药治梦遗有数种。下元虚惫，精不禁者，宜服茴香圆。年壮气盛，久节淫欲，经络壅滞者，宜服清心圆。有情欲动中经，所谓所愿不得，名曰白淫耳，宜良方茯苓散。正如瓶中煎汤，气盛盈溢者，如瓶中沸汤而溢。欲动心邪者，如瓶之倾侧而出。虚惫不禁者，如瓶中有罅而漏。不可一概用药也。又有一说，经曰：肾气闭即精泄。《素问》云：肾者，作强之官，伎巧出焉。又曰：肾气藏精。盖肾能摄精气以生育人伦者也。或敛或散，皆主于肾。今也肾气闭，则一身之精气无所管摄，故妄行而出不时也。猪苓圆一方，正为此设。盖古方也，今盛行于时，而人多莫测其用药之意。盖半夏有利性，而猪苓导

---

① 十：原作"下"，迳改。

② 未申之间：诸本同，《普济本事方》作"申未间"。

水。盖导肾气使通之意也。予药囊中常贮此药，缓急以与人，三五服皆随手而验。林监丞庇民亦数服而愈。

类证普济本事方卷第三终

元孙灌校字

卷第四

宋白沙许学士原本

长洲叶桂香岩释义

反胃呕吐

治翻胃。**附子散。**

附子一枚极大者，坐于砖上。四面著火，渐渐逼热，淬入生姜自然汁中。再用火逼，再淬，约尽姜汁半碗，焙干末之。每服二钱，水一盏，粟米少许，同煎至七分，去渣温服。不过三服。

释义：大附子气味咸辛大热，入手、足少阴，通下焦之阳。生姜自然汁气味辛大温，达表，入手、足太阴，通中焦、下焦之阳。用火逼淬干者，但取通中下之阳，不欲其发表也。必加粟米者，以反胃不能纳食，虽得姜、附之通阳，中宫无恃，恐其阴浊复聚，致令反复也。

鲫鱼散。

大鲫鱼一个，去肠留胆，纳绿矾末填满，缝口，以炭火炙令黄干，为末。每服一钱，陈米饮调下，日三服。

释义：鲫鱼气味甘温，入足阳明、太阴。绿矾气味咸酸微凉，能引浊下行。陈米饮送药，扶中气也。此亦治反胃之病。中宫虽有浊阴窃踞，不耐辛温之刚燥。以甘温酸咸之品引浊下趋，即以陈米饮调中，勿使中土失职。真王道之药也。

定呕吐，利膈。**枇杷叶散。**

枇杷叶去毛　人参各一钱。按：宋本钱作分　茯苓半两　茅根二两，切。按：宋本两作分　半夏一钱，切。按：宋本注三分切

上细锉。每服四钱，水一盏半，生姜七片，慢火煎至七分，去渣，入槟榔末二钱，按：宋本作半钱。和匀服之。庞老方。

释义：枇杷叶气味苦辛，入手太阴、阳明，最能下气，冬夏不调，得天地四时之气。人参气味甘温，入足阳明。茯苓气味甘平淡渗，入足阳明。茅根气味甘寒，入手太阴、足阳明，能除伏郁之热。半夏气味辛温，入足阳明。使以生姜、槟榔末，取其辛通而能下行也。此呕吐，中脘如瘩，膈间之气不利，苦辛之药，以下其气，急以甘温补中之品护持中土，则土旺而浊不侵犯矣。

食后多吐，欲作反胃。按：宋本作翻胃。**白术散**。

泽泻　白术　茯苓各等分

上为细末。每服一钱，白汤调，温服。

释义：泽泻气味咸微寒，入足太阳。白术气味甘温，入足太阴。茯苓气味甘平淡渗，入足阳明，能引诸药达于至阴之处。此治食后多吐，将成反胃之疴。其人必是酒客，中宫气虚，饮浊上干。三味最能达阴泄浊，又能和中养正，所以确中病情也。

治胃热呕吐。**竹茹汤**。

干葛三两　甘草二钱。按：宋本作三分　半夏三钱，姜汁半盏，浆水一升，煮耗半。按：宋本钱作分

上粗末，每服五钱。水二盏，姜三片，竹茹一弹大，枣一个，同煎至一盏，去滓温服。

胃热者，手足心俱热。政和中，一宗人病伤寒得汗，身凉数日忽呕吐，药与饮食俱不下。医者皆进丁香、藿香、滑石等

药，下咽即吐。予曰：此汗后余热留于胃脘，孙兆竹茹汤政①相当尔。亟治药与之，即时愈。《良方》槐花散亦相类。

释义：干葛气味辛微温，能解酒毒，入足阳明。甘草气味甘平，入足太阴。半夏气味辛温，入足阳明。竹茹气味甘寒，入足阳明。姜、枣以和荣卫。胃热呕吐不止，亦必因胃中酒气蕴热。故以微辛温之药令其入胃，引入甘寒之品，则酒热稍解，气得下降，胃气安而病自已也。

治霍乱吐泻不止及转筋，诸药不效者，一粒治一人。**青金丹**。

硫黄一两，研　水银八钱

上二味，铫子内炒，柳木篦子不住搅匀，更以柳枝蘸冷醋频频洒。候如铁色，法如青金块方成。按：坊本法作凝。刮下，再研如粉。留少半为散，余以粽子尖三个，醋约半盏，研稀稠得所，成膏和圆如鸡头肉大，朱砂为衣，每服一圆，煎丁香汤磨化下，热服。如服散，丁香汤调下一钱。伤寒阴阳乘伏，用龙脑冷水磨下，日三、二服。

释义：硫黄气味辛大热，入右肾命门。水银气味辛寒，能行九窍，能伏五金为泥也。丁香汤送，以热为引也。龙脑汤送，以凉为引也。此治霍乱转筋，阴阳乘伏，二气欲离，诸药不能效者，乃急救之方。司是术者，当留心斟酌焉。

治呕吐不止。**香灵圆**。

丁香　好辰砂研，各八钱。按：宋本八作六　五灵脂四钱

上香、脂先为细末，后入砂，再研匀。狗胆汁或猪胆汁为圆，如鸡头大。每服一圆，生姜橘皮汤磨下。

释义：丁香气味辛温，入足阳明、厥阴。辰砂气味苦温，入手少阴。五灵脂气味甘温，入手太阴、足厥阴。圆以狗胆汁

---

① 政：通"正"。

及猪胆汁者，以其苦寒直下也。送以生姜橘皮汤者，以辛通能入里也。此胃中气不得下，浊饮上逆，致呕吐不止，以辛温、苦温之药，通其在上中之浊饮，以苦寒之味，引之下行，则病情无有不中矣。

脏腑泄滑及诸痢

治脾胃不和，泄泻不止，诸药不效。**诃子圆**。

诃子皮　川姜　肉豆蔻　龙骨　木香　赤石脂　附子各等分

上为细末，蒸饼和圆，按：宋本无蒸饼二字。如梧子大。每服四十圆，空心米饮下。按：宋本无空心二字。

释义：诃子皮气味温涩，入手阳明、足太阴。川姜气味辛温，入手、足太阴。肉豆蔻气味辛温，入足太阴、阳明。龙骨气味凉涩，入手、足少阴、厥阴。木香气味辛温，入足太阴。赤石脂气味辛甘酸微温，入手、足阳明。附子气味咸辛大热，入手、足少阴。蒸饼和圆，欲药下行也。米饮送者，欲和中也。此通塞互用之方也。因脾胃不和，泄泻久不能止，诸药不效。肾为胃之关，久泻无有不伤肾者，非通塞互用不能效也。

治脾胃中风湿，脏腑泄滑。**芎䓖圆**。

芎䓖　神曲　白术　附子各等分

上为细末，即以神曲煮糊圆，按：八字，宋本作用糊圆三字。如梧子大。每服三五十圆，食前米饮下。按：宋本无食前二字。

释义：芎䓖气味辛温，入足少阳、厥阴。神曲气味辛甘平入足阳明、太阴。白术甘温，入足太阴。附子气味咸辛大热，入手、足少阴。送药以米饮，和中也。此脾胃气弱不振，脏腑中风动湿生，致泄滑不止。必以风药为主，而佐以甘温守中。

以风能胜湿，甘缓能熄风耳。

左氏述楚子围萧，萧将溃，还无社与司马卯言号申叔展。叔展曰①：有麦曲乎？有山鞠穷乎？鞠穷，芎䓖也。意欲令逃水中以避祸，是知芎䓖能除湿。予尝加术、附以制方，治脾湿而泄者，万无不中。此药亦治飧泄，《素问》云：春伤于风，夏必飧泄。飧泄者，食谷不化。盖春木旺时，肝生风邪淫于脾经，至夏饮冷当风，故多飧泄。此药尤宜。

磨积，止泄痢，治心腹冷痛。**陈曲圆**。

陈曲一两半　干姜　官桂　白术　当归　厚朴　人参　甘草各半两

上细末，炼蜜圆如梧子大。每服三四十圆，温酒或淡醋汤下，空心食前，日二服。发时不时增数。

释义：陈曲气味辛甘微温，入足阳明、太阴。干姜气味辛温，入手、足太阴。官桂辛温，入足厥阴。白术气味甘温，入足太阴。当归气味辛温，入手少阴、足厥阴。厚朴气味辛温，入足阳明。人参气味甘温，入足阳明。甘草气味甘平，入足太阴。因中虚不运，积聚不消，泄痢不止，心腹疼痛。以理中护其中，以归、桂和其荣，曲、朴疏其滞。或酒或醋汤送者，引至病所也。此邪少虚多之治法也。

治冷气下泻。**木香圆**。

木香半两　川乌一两，生

上细末，酽醋糊圆如梧子大。陈皮醋汤下三五十圆，不拘时候服。

释义：木香气味辛温，入足太阴。川乌气味苦辛大热，入足太阴、少阴。醋糊圆，陈皮醋汤送，欲药性之达病所也。此

---

① 叔展曰：《普济本事方》原文为："左氏述楚子围萧，萧将溃，申叔展告还无社曰"。

冷气内伏，下利不止，非辛温大热之药，不能直入以祛除也。

治痼冷在肠胃间，连年腹痛泄泻，休作无时，服诸热药不效。宜先去宿积，按：五字，宋本作宜先取去四字。然后调治易瘥，不可畏虚以养病也。宜**温脾汤**。

厚朴　干姜　甘草　桂心　附子生，各二两。按：宋本二作半

大黄生，四钱，碎切，汤一盏，渍半日，搦去滓，煎汤时和滓下

上细锉，水二升半，煎八合后，下大黄汁再煎六合，去滓，澄去脚。不要太暖，按：宋本作不要晚食。分三服，温温自夜至晓令尽，未进食前，按：宋本未进作不快，更以干姜圆佐之。

释义：厚朴气味辛温，入足阳明。干姜气味辛温，入手、足太阴。甘草气味甘平，入足太阴。桂心气味辛甘大热，入足厥阴。附子气味咸辛大热，入手、足少阴。大黄气味苦寒，入足阳明。此温下之方也。久痢不止成休息者，必有宿积未去，虽投温补之药不效，不可畏攻而养病以贻害也。古云：树德务滋，去疾务尽。

干姜圆。

干姜　巴豆去心炒黄，研　大黄　人参各一两。按：宋本两作钱

上除巴豆，余为末，同研，炼蜜圆如梧子大。服前汤时，用汤下一圆，米饮亦得。

释义：干姜气味辛温，入手、足太阴。巴豆气味辛温，入足太阴、阳明。大黄气味苦寒，入足阳明。人参气味甘温，入足阳明。此即古方中之备急圆加参也。因忧愁，中伤食积，久在肠胃，吐痢频发，暑月更甚。以数年久不愈之证，欲攻病虑其体虚，欲补虚虑其留邪，故温下之药佐以扶正，则两不相悖矣。

有人因忧愁，中伤食，结积在肠胃，故发吐利。自后至暑月稍伤，则发暴下，数日不已。《玉函》云：下利至隔年月日

不期而发者，此为有积，宜下之。止用温脾汤尤佳。如难取效，可佐以干姜圆，后服白术散。

白术散。

白术　木香　附子　人参各等分

上细末，每服二钱。水一盏、生姜三片，枣一个，煎六分，食前温服。按：宋本无食前二字。

释义：白术气味甘温，入足太阴。木香气味辛温，入足太阴。附子气味咸辛大热，入手、足少阴。人参气味甘温，入脾、胃。姜、枣和荣卫。此方因温下之后，病去元虚，尤恐未尽之积复聚。治以辛香疏滞中焦，不致留邪。咸辛暖下，下焦亦不致留邪，则甘温之补，行受其益焉，有不能复元者乎？

治积痢。**灵砂丹。**

硇砂　朱砂各一分，并研极细

上另用黄蜡半两，巴豆三七粒，去壳、皮、膜，同于银石器内重汤煮一伏时，候巴豆紫色为度。去二七粒，止将一七粒与前药二味同再研极匀。再熔蜡匮药，每旋圆绿豆大。每服三圆至五圆。水泻，生姜汤下。白痢，艾叶下。赤痢，按：赤痢宋本作赤白。乌梅汤下。服时须极空腹。服毕一时，方可吃食，临卧尤佳。次食淡粥一日。疟疾，乳香汤面东五更服，按：宋本无五更二字。不发日，晚间服。

此药不动气，服之泻者止，痢者断，疼者愈，有积者内化，亦不动脏腑。大凡痢，有沉积者，不先去其积，虽然暂安，按：宋本作虽安暂安。后必为害。尝记陈侍郎泾仲庚戌秋过仪真①求诊，初不觉有疾，及诊视，则肝脉沉弦附骨，重取则牢。按：宋本无重字。予曰：病在左胁，有血积，必发痛。陈曰：诚如是。前此守九江被召，冒暑涉长江。暨抵行朝，血

---

① 仪真：宋为仪真郡，明为仪真县，清为仪征县，今属江苏省仪征市。

痢已数日矣。急欲登对，医者以刚剂燥之，虽得止，数日脐下一块大如杯，不旬日，如碗大，发则不可忍。故急请宫祠以归。为之奈何？予曰：积痢不可强止，故血结于脐胁下，非抵当圆不可。渠疑而不肯服。次年竟以此疾终。

释义：硇砂气味咸苦微温，入足阳明、厥阴。朱砂气味苦温，入手少阴。黄蜡味甘平微温，淡而能渗，入手、足太阴。巴豆气味辛温，入足太阴、阳明。送药用各种汤者，因何病而用何汤也。此方主治疟痢及积聚腹痛泄泻之疾。亦因积久不去，难投补剂，若不先去，必成大患。故善治病者，必欲去之尽也。

治隔年痢不止①。**木香散**。

木香用黄连各半两，锉细同炒。按：宋本作用黄连半两，各锉炒　甘草炙，一两　罂粟壳锉用。生姜半两，碎，同炒

上细末，入麝香少许，研匀。陈米饮下二钱。佛智和尚传云：在闽中，尝合以济人，治血痢尤奇。

释义：木香气味辛温，入足太阴。黄连气味苦寒，入手少阴。甘草气味甘平，入足太阴。罂粟壳气味酸涩微寒，入足少阴。少加麝香，欲药性之入里也。陈米饮送，取其和中也。此治久痢不止，欲脱肛者。以香连通肠胃之积滞，佐以甘缓、酸涩、固塞之药，其病焉有不去哉？

治肾泄。**五味子散**。

五味子二两　吴茱萸半两，细粒绿色者

上二味，同炒，香熟为度，细末。每服二钱，陈米饮下。

顷年有一亲识，每五更初欲晓时，必溏痢一次，如是数月。有人云：此名肾泄，肾感阴气而然。得此方服之而愈。

释义：五味子气味酸咸微温，入足少阴，然研碎用则五味

---

① 治隔年痢不止：诸本同，《普济本事方》作"治诸痢"。

皆全，兼能入五脏也。吴茱萸气味辛温，入足阳明、厥阴。此方治肾泄不止。而送药以米饮者，中宫有谷气可恃，使药性直入少阴，则所感之阴气得辛温之益，而肾中之阳自振矣。

虚热风壅喉闭清利头目

治虚烦上盛，脾肺有热，咽喉生疮。**利膈汤**。

鸡苏叶① 荆芥穗 防风 桔梗 人参按：宋本此味在末注半两 牛蒡子隔纸炒 甘草各一两

上细末，每服一钱，沸汤点服。如咽痛，口疮甚者，加僵蚕一两。都君子②方。按：宋本作国医都君子方。

释义：鸡苏叶气味辛温而散，入手太阴、足太阳。荆芥穗气味辛温，入足太阳、少阴、厥阴。防风气味辛甘微温，入足太阳。桔梗气味苦辛平，入手太阴，能利咽喉，为诸药之舟楫。人参气味甘温，入足阳明。牛蒡子气味苦辛微寒，入手太阴，手、足阳明，引经之药。甘草气味甘平，入足太阴，能行十二经络，能缓诸药之性。此因虚烦上盛，脾肺中有热，咽喉生疮不利者，以辛散之药清其上焦，以甘桔利咽喉，惟恐中气再虚，以甘缓护中，俾各味有权耳。

治风盛膈壅，鼻塞清涕，热气攻眼，下泪多眵，齿间紧急，作偏头疼。**川芎散**。

川芎 柴胡各一两 半夏曲 甘草炙 甘菊 细辛 人参 前胡 防风各半两

上为粗末，每服四钱，水一盏，生姜四片，薄荷五叶，同煎至七分，去滓，食前温服。按：宋本无食前二字。

---

① 鸡苏叶：即水苏之叶。

② 都君子：疑指北宋医官都响。

释义：川芎气味辛温，入肝、胆。柴胡气味辛甘平，入足少阳。半夏曲气味辛温，入足阳明。甘草气味甘平，入足太阴。甘菊气味辛凉，入肝、胆。细辛气味辛温，入足少阴。人参气味甘温，入足阳明。前胡气味苦辛微寒，入手、足太阴、阳明，其功长于下气。防风气味辛温，入足太阳。再佐以生姜之辛温而散，薄荷之辛凉而散，使上壅者得以宣降，则所患之证，得甘平、甘温之品护中，而辛凉之药，各得施其技，焉有不效者耶！

治头痛面赤，烦闷咽干，上膈风痰，头目晕昏，百节疼痛，背项拘急。**芎辛圆**。

川芎　防风　僵蚕　独活各一两　桔梗三两　天麻四两　细辛　白附子　羌活　甘草各半两　薄荷　荆芥各一两半

上细末，炼蜜圆如弹子大。每服一粒，清茶吞下，按：宋本吞作嚼。温酒亦可，食后时服。按：四字，宋作食后二字。

释义：川芎气味辛温，主足少阳、厥阴。防风气味辛甘微温，入足太阳。僵蚕气味辛咸，入手、足阳明，能引药入络。独活气味苦辛甘平，入足少阴、厥阴。桔梗气味苦辛平，入手太阴，为诸药之舟楫。天麻气味辛平，入足阳明、厥阴，能泄肝风，止头晕。细辛气味辛温，入足少阴。白附子气味辛甘大温，入足阳明。羌活气味苦辛甘平，入足太阳。甘草气味甘平，入手太阴。薄荷气味辛凉，入手太阴、足厥阴。荆芥气味辛温，入足太阳、少阴。清茶送，取其降也。温酒送，取其散也。此证非群剂风药不能散，兼以甘、桔清咽利膈，则病自然少减矣。

治上焦虚热，肺脘咽膈有气，如烟抢上。**通膈圆**。

黄连　茯苓　人参各三两　朱砂一分　真脑子少许

上细末，研匀，炼蜜圆如梧子大。熟水下三五圆，日二三服。

释义：黄连气味苦寒，入手少阴。茯苓气味甘平淡渗，入足阳明。人参气味甘温，入足阳明。朱砂气味苦温，入手少阴。脑子气味辛大热，能行十二经络。此上焦虚热，肺脘胸膈之间有气，如烟上逆欲抢者，非大热之品，不能引苦寒之药入里也。

治心经有热。**门冬圆**。

麦门冬一两　川黄连半两

上细末，炼蜜圆如梧子大。食后，熟水下二三十圆。

释义：麦门冬气味甘寒微苦，入手太阴、少阴。黄连气味苦寒，入手少阴。因心经有热，外无急病，未可急攻，以滋清之药佐以清心之品，不使重伤胃气。用圆药者，乃缓治之法也。

治心热。**千金地黄圆**。

川黄连四两，粗末　生地黄半斤，研取汁，连滓二味拌匀，日干

上细末，炼蜜圆如梧子大。每服三十圆。食后麦门冬汤下。

释义：川黄连气味苦寒，入手少阴。生地黄气味苦甘寒，入手、足少阴、厥阴。佐以麦门冬之滋清。因心经蕴热，非味苦不能入心，非滋养不能去热也。

治邪热客于经络，肌热痰嗽，五心烦躁，头目昏痛，夜多盗汗。此药补和真气，解劳倦，妇人血热，虚劳骨蒸并皆治，宜服**人参散**。

人参　当归　白茯苓　柴胡　半夏曲　白术　赤芍药　干葛　甘草各一两　子苓半两

上为细末，每服三钱，水一盏，生姜四片，枣二个，煎至八分，不拘时候乘热服。但是有劳热证皆可服，热退即止。大抵透肌解热，干葛第一，柴胡次之，所以升麻葛根汤为解肌之冠也。

释义：人参气味甘温，入足阳明。当归气味辛温，入手、足少阴、厥阴。茯苓气味甘平淡渗，入足阳明。柴胡气味辛甘平，入足少阳。半夏曲气味辛温，入足阳明。白术气味甘温，入手、足太阴。赤芍药气味苦平，入手阳明、足少阳，能行血中之滞。干葛气味辛甘平，入足阳明。甘草气味甘平，入足太阴。子芩气味苦寒，入手、足太阴。再以姜、枣和其荣。因邪热客于经络，肌热痰嗽，五心烦躁，将成虚劳者，以四君子护持正气，以苦辛之药清其伏邪，则邪既去而正气复，鲜有不建功者矣。

调荣卫，顺二焦，治风壅，消痰涎，退烦热。**清气散。**

前胡　柴胡　川芎　枳壳　白术　青皮　羌活　独活　甘草　茯苓　人参各等分

上为末，每服二钱，水一盏，荆芥一穗，煎七分，食后乘热服。按：宋本无食后乘热四字。此方即败毒散中去桔梗加白术、青皮。增损亦有理，用之良验。

释义：前胡气味苦辛微寒，入手、足太阴、阳明。柴胡气味辛甘平，入足少阳。川芎气味辛温，入肝、胆。枳壳气味苦寒，入足太阴。白术气味甘温，入手、足太阴。青皮气味辛酸微温，入肝、胆。羌活气味苦辛甘平，入足太阳。独活气味苦辛甘平，入足少阴。甘草气味甘平，入足太阴。茯苓气味甘平淡渗，入足阳明。人参气味甘温，入脾胃。少佐以荆芥穗之辛温，盖即用古方败毒散增损者也。因荣卫不调，三焦不顺，风热壅秘，痰涎上逆。故以补中之品扶持正气，以诸风药祛除外邪，则病退而元气不伤矣。

治邪入经络，体瘦肌热，推陈致新，解利伤寒时疾，中暍伏暑。**柴胡散。**

柴胡四两　甘草一两

上细末，每服二钱，水一盏，同煎至八分，食后热服。此

77

药冬月可以润心肺，止咳嗽，除壅热。春夏可以御伤寒，辟时气，解暑毒。居常不可缺，兼不论长幼，按：宋本论作以。皆可服之，仓卒可以便得。

释义：柴胡气味辛甘平，入足少阳。甘草气味甘平，入足太阴，能行十二经络，缓诸药之性。此药虽辛散为君，而以甘缓佐之，则伏邪之入经络，体瘦肌消，发热不解，有类伤寒，欲作劳瘵者，自能和解也。

治骨蒸肌热，解一切虚烦躁，生津液。**地仙散**。

地骨皮洗　防风各一两　甘草一分

上细末，每服二钱。水一盏，生姜三片，竹叶七片，煎至七分，不拘时候服。《信效方》增人参半两，鸡苏一两，甘草添一分。

释义：地骨皮气味苦甘寒，入手太阴、足厥阴，能治有汗之骨蒸。防风气味辛甘微温，入足太阳。甘草气味甘平，入足太阴。此治骨蒸内热，阴虚烦躁，津液欲伤者。再以生姜之辛温而散，竹叶之辛凉而清，使内外和平，则病魔焉有不去者乎？

肿满水气蛊胀

治腹中有湿热气，目下作肿，如新卧起之状①。两足胫微肿，病在肾，肾者少阴也。标在肺，肺者太阴也。故中满气急，咳嗽喘息有音，每就卧，则右胁有气上冲，肩腋与缺盆相牵引不快，少思饮食。**葶苈圆**。

甜葶苈半两　郁李仁汤泡去皮，熬紫色，称三分，二味别研如膏，令极匀　白术半两　牵牛子半两。一半生，一半熟用　桑白皮　赤茯苓

---

① 新卧起之状：诸本同，《普济本事方》作"新卧起蚕状"。

汉防己　羌活　陈橘皮　泽泻以上各三分

上细末，与上二味同研，炼蜜圆和入臼内杵之，按：宋本杵作治。圆如梧子大。初服十圆，空心晚食前，日二服，生姜橘皮汤下。不知，加至二三十圆，以知为度。

释义：甜葶苈气味苦辛寒，入手太阴，性能行水下气。郁李仁气味辛平，入手、足太阴、阳明。白术气味甘温，入足太阴。牵牛子气味苦寒，入手、足阳明，足太阳，善能行水。桑白皮气味苦辛，入手太阴。赤茯苓气味甘平淡渗，入足阳明、太阳。汉防己气味苦辛平，入足太阳，能行下焦，祛风利湿。羌活气味苦辛甘平，入足太阳，善能行水。陈橘皮气味辛温，入手、足太阴。泽泻气味苦咸平，入足太阳。此药因湿热浮肿，本病在肾，标病在肺，致中满气急，咳喘不得卧者，非利湿行水不能效也。送药以生姜、橘皮之辛通，则在上之邪从汗而去，在下之邪从溲而去也。

治脾元虚，浮肿。**实脾散**。

大附子一个　草果　干姜各二两　甘草一两　大腹皮连皮六个
木瓜一个，去穰切片

上用水于砂器内同煮至水存一半，按：五字，宋本作一半以来四字。劈开干姜，心内不白为度，不得全令水干，恐近底焦。取出，锉焙为末。每服二钱，按：宋本无服二钱三字。空心，日、午用沸汤点服。

释义：此温通之方也。大附子气味咸辛大热，入手、足少阴。草果气味辛温，入足太阴。干姜气味辛温，入手、足太阴。甘草气味甘平，入足太阴。大腹皮气味苦辛温，入手、足太阴，能下气利湿。木瓜气味酸平，入手、足太阴。此脾元虚弱，不能运湿，致面浮足肿，非辛温通阳，则脾阳不能振也。

治水气。**羌活散**。

羌活　萝卜子各等分

上同炒香熟，去萝卜子不用，末之。温酒调下二钱，一日一服，二日二服，三日三服取效。嘉兴主簿张昌时传方。

释义：羌活气味辛甘平，入足太阳，善能行水。萝卜子气味苦辛温，入足太阴、阳明，善能导滞。以酒送药，取其温通也。因水气盘踞，滞浊阻痹不行，故行水之药与行滞之药兼而行之，厥功大矣。

治四肢肿满。**大枣汤**。

白术三两，咬咀。每服半两，水一盏半，大枣三枚，拍破，同煎至九分，去滓，温，日三四服。不拘时候。

释义：白术气味甘温微苦，入足太阴。大枣气味甘酸微温，入手少阴、足太阴、阳明。四肢浮肿，由乎中宫气弱，土衰不能运湿，故用培土之药。得中焦气旺，脾胃不致失职，自然肿消而病安矣。

治肿满，小便不利。**茯苓散**。

郁李仁四钱　槟榔二个　赤茯苓　白术　甘遂切片炒，各一钱。
按：宋本作各二钱　橘皮一钱半

上细末，每服一钱，姜、枣汤调下，不拘时候服。

释义：郁李仁气味辛平而润，入手、足太阴、阳明。槟榔气味苦辛温，入足太阴、太阳，能消积气。赤茯苓气味甘平淡渗，入足阳明。白术气味甘温微苦，入足太阴。甘遂气味苦寒，入足太阳，泄水之圣药。橘皮气味苦辛微温，入手、足太阴。此因湿邪肿满，小溲不利，故用分消群剂，使水气下泄。惟恐土衰水不能去，以术培土，姜、枣和荣卫，则溺得通利，岂有不奏绩耶？

又方。

厚朴半两　牵牛子二两炒，研取末一两。按：宋本作五两炒，取末

上细末，每服二钱，不拘时候，姜、枣汤调下。

释义：厚朴气味辛温，入足阳明、太阴。牵牛子气味苦寒，入手、足阳明、太阳，善能行水。此水肿胀满，小便不利，以辛温泄其表，苦寒泄其里。得小溲下行，胀满自减矣。

治游风攻头面，或四肢作肿块。**知母汤。**

知母—两　麻黄　黄芪　甘草　羌活　白术　枳壳各半两

上粗末。每服四钱，水一盏半，牛蒡子百粒研碎，煎至七分，温，日三四服。觉冷，不用牛蒡子。

释义：知母气味苦寒，入足阳明、少阴。麻黄气味辛温，发散，入足太阳。黄芪气味甘平，入手、足太阴。甘草气味甘平，入足太阴。羌活气味辛甘平，入足太阳。白术气味甘温微苦，入足太阴。枳壳气味苦寒，入足太阴。牛蒡子气味辛凉，入手太阴。此治游风攻头面，或四肢作肿发块，致手足拘挛。以甘平之品护其正，以苦寒之药熄其风，以辛温表散之药泄其邪，则邪散风熄，正旺气和而痊安矣。

有一达官，其母年七十中风，手足拘挛，平日止是附子之类自养①。一日面浮肿，手背亦肿。寻常有一国医供药，诊云是水病，欲下大戟、牵牛以导之。其家大惊忧惶，召予议之。予曰：《素问》称面肿曰风，足胫肿曰水，此服附子太过，正虚风生热之证，咽必噎塞，膈中不利。诚如予言。按：宋本无如予二字。乃进升麻牛蒡元参汤，按：宋本元参作团参。继以知母汤，三日悉愈。

尝见一医书中论水、蛊二病。脐腹四肢悉肿者为水，但腹胀四肢不甚肿者为蛊。有中表一妇人患蛊病，予谓不可下，当实脾。不然之，卒后入棺木，腹与棺盖平。治蛊宜石中黄圆，方缺。按：宋本无方缺二字。

肾脏风及足膝腰腿脚气等疾

治肾脏风攻注脚膝方。

连珠甘遂—两　木鳖子二个，一雌一雄，去壳

---

① 自养：诸本同，《普济本事方》作"扶养"。

上细末，豮猪①腰子二个，批开，药末一钱掺匀，湿纸裹数重，慢火煨熟，放温，五更初细嚼，米饮下。

释义：连珠甘遂气味苦寒，入足太阳，善能泄水。木鳖子气味甘温微苦，入足太阴。豮猪腰子气味咸寒，入足少阴，且猪为北方水畜，用其肾，取其引药入下也。此肾脏风水攻注脚膝，非苦寒导水及有毒之药，不能走入筋骨之间，虽有似乎丹方，然而功效最捷。

积水多则利多，少则少也。宜软饭将息。若患一脚，切看左右。如左脚，用左边腰子；右用右边者，药末止一钱。壬子年间②在毗陵有姓马人鬻酒，按：宋本酒作油。久不见，因询其亲云：宿患肾脏风，今一足发肿如瓠，自腰以下，巨细通为一律，痛不可忍，卧欲转侧，必两人挟持方可动，或者欲以铍刀决之。予曰：未可。予有药，当合以赠。如上法服之，辰巳间下脓如水晶者数升，即时痛止肿退。一月后，尚拄拐而行。予再以赤乌散，令涂贴其膝方愈。后十年过毗陵，率其子列拜以谢，云：向脚疾至今不复作，虽积年肾脏风并已失去，今健步自若矣。按：宋本自作不。

治肾脏风上攻下注，按：宋本注作疰。生疮并癣。**乌头圆**。

川乌二两　草乌一两。二味以黑豆半升煮透软，去皮脐切，日干　天麻　地龙去土称　白附子各半两

上为细末，酒糊圆如梧子大。每服二三十圆，空心食前，盐酒、盐汤吞下。

释义：川乌气味苦辛大热，入足太阳、少阴。草乌气味苦辛大热，入足太阳、少阴。皆善能走经络。天麻气味辛平，入

---

① 豮猪：阉割过的猪。

② 间：原作"问"，迳改。

足阳明、厥阴。地龙气味咸寒，入足阳明、厥阴，能入经络皮肤。白附子气味辛甘大热，入足阳明。盐酒送药，令其入下也。黑豆煮药，解药毒也。此肾脏风毒上攻下注生疮癣者，非大热入络之药，不能扫除其患也。

去风补血益气，壮筋骨，强脚力。**虎骨酒**。

虎胫骨真者　萆薢　仙灵脾　薏苡仁　牛膝　熟地黄各二两

上细锉，绢袋盛，浸酒二斗，七日后可用。饮一盏，再入一盏，可得百日。按：十六字宋本作饮子一盏入一盏，可得百日十一字。妇人去牛膝。

释义：虎胫骨气味辛温，入足厥阴。萆薢气味苦辛，入足太阳。仙灵脾气味辛寒，入手、足阳明、三焦、命门。薏苡仁气味甘平淡渗，入手、足太阴。牛膝气味酸咸平，入足厥阴。熟地黄气味甘苦微寒，入足少阴。此酒祛风补血益气，壮筋强骨，行走有力，乃王道之品，久服自有效验也。

又方

治脚腰疼痛挛急，不得屈伸，及腿膝冷麻。虎骨酒。

虎骨一具，及胫骨二茎，用酥涂，炙黄，槌碎。浸无灰酒三斗，密封七日，空心，晚食，温之随意饮。

释义：虎全骨气味辛温微咸，虎胫骨气味辛温，皆入足厥阴。不用他药，独以之浸酒者，取其大能祛风强筋骨也。

治脚气。**槟榔汤**。按：此方宋本在虎骨酒第一方之下，与总目不符。

槟榔末三钱。按：宋本作三钱匕　生姜三片　紫苏叶七叶　陈橘三枚

上以水一大盏，煎七分，去滓，稍热服，不拘时候。

释义：槟榔气味辛温，能下气，入足太阴、太阳。生姜气味辛温，入手、足太阴。紫苏气味辛温，入足太阳。陈橘子气味辛温微酸，入足厥阴。脚气疼痛不能履地者，皆因风湿入

络，气血凝滞，不得流行，故以辛温疏其经络也。

少府监韩正彦暴得疾，手足不举，诸医以为风，针灸臂腿不知痛。孙兆作脚气治，与此药乃愈。

益气血，补肝肾，祛风湿，壮脚膝。**地黄圆**。

熟干地黄一两　牛膝　石斛各三分　肉苁蓉　茵芋　防风　川芎　五味子　桂心　附子　薏苡仁各半两

上为末，炼蜜圆如梧子大。每服三四十圆，酒吞下，空心，食前。

释义：熟干地黄气味甘苦微寒，入足少阴。牛膝气味酸咸平，入足厥阴。石斛气味甘平微苦咸，入足太阴、少阴。肉苁蓉气味咸温，入足少阴。茵芋气味苦辛温，入手、足阳明。防风气味辛甘微温，入足太阳。川芎气味辛温，入足少阳、厥阴。五味子气味酸咸微温，入足少阴。桂心气味辛甘大热，入足厥阴。附子气味辛咸大热，入手、足少阴。薏苡仁气味甘平淡渗，入手、足太阴。此补虚祛邪之方也。虚而邪走下焦，不能即愈者，宜此缓治之。

治肝肾虚风气弱，按：虚风，宋本作风虚。脚不可践地，腰脊疼痛，风毒流注下部，按：宋本作流痊下经。行止艰难，小便余沥。此药补五脏内伤，调中益精凉血，坚强筋骨，益智轻身耐寒。按：宋本作耐老。**思仙续断圆**。

思仙木五两，杜仲也　五加皮　防风　薏苡仁　羌活　川续断　牛膝各三两　萆薢四两　生地黄五两

上细末，好酒三升，化青盐三两，用大木瓜半斤去皮子，以盐酒煮木瓜成膏，和杵圆如梧子大。每服三四十圆，空心食前，温酒盐汤下。膏子少，益以酒糊。

释义：思仙木气味甘①平微温，入足少阴、厥阴。五加皮

① 甘：原作"音"，迳改。

气味辛温，入足阳明、厥阴，能逐瘀去伤。防风气味辛甘平，入足太阳。薏苡仁气味甘平淡渗，入手、足太阴。羌活气味辛甘平，入足太阳。川续断气味苦辛微温，入足厥阴。牛膝气味酸咸平，入足厥阴。萆薢气味苦平，入足太阳。生地黄气味苦甘微寒，入手、足少阴。再以木瓜之酸平能入下，好酒之辛温能入络，及盐之下行，则下虚足痿者，得补药之养正，风药与利湿药之祛除，其病焉有不愈者哉！

治两脚软弱，虚羸无力，及小儿不能行。**续骨丹**。

天麻明净大者，酒浸一夕　白附子　牛膝　木鳖子各半两　乌头一分，炮　川羌活半两　地龙去土，称一分　滴乳①　真没药各二钱　朱砂一钱，另研。按：宋本无另研二字

上为细末，按：宋本无为细末三字。以生南星末一两，无灰酒煮糊如鸡头大，朱砂为衣。薄荷汤磨一粒，食前服。

释义：天麻气味辛平，入足阳明、厥阴。白附子气味辛甘大温，入足阳明。牛膝气味酸咸平，入足厥阴。木鳖子气味甘温微苦，入足太阴。乌头气味苦辛大热，入足太阳、少阴。羌活气味辛甘平，入足太阳。地龙气味咸寒，入足阳明、厥阴。乳香气味辛温，入足少阴。没药气味苦平，入足阳明。朱砂气味苦温，入手少阴。南星气味苦辛温，入手、足太阴。以酒圆，薄荷汤送，取其引药入络也。此治虚羸无力，两脚软弱，及小儿不能行走者，皆用辛通热药，少佐以下行之品，不欲其停留在上，而任行于筋骨也。

治风气积滞成脚气，常觉微肿，发则或痛。**茵芋圆**。

茵芋叶炒　薏苡仁各半两　郁李一两　牵牛子三两，生取末一两半

上细末，炼蜜圆如梧子大。每服二十圆，五更姜、枣汤

----

① 滴乳：即乳香。

85

下。未利，加至三十圆。日三快为度，白粥补。

释义：茵芋气味苦辛温，入手、足阳明。薏苡仁气味甘平淡渗，入手、足太阴。郁李仁气味辛平，入手、足太阴，阳明。牵牛子气味苦寒，入手、足阳明、太阳，最能行水利湿。此因风气积滞既久而成，非行水下走之药不能中病也。

治腰脚走注疼痛，此是脚气。宜**薏苡仁圆**。

薏苡仁 茵芋 白芍药 牛膝 川芎 丹参 防风 独活各半两 熟干地黄 桂心 橘红各一两 侧子①一枚

上细末，炼蜜圆如梧子大。每服三四十圆，酒下，食前，日三服。木瓜汤下亦得。

释义：薏苡仁气味甘平淡渗，入手、足太阴。茵芋气味苦辛温，入手、足阳明。白芍药气味酸微寒，入足厥阴。牛膝气味咸酸平，入足厥阴。川芎气味辛温，入足少阳、厥阴。丹参气味苦微寒，入手少阴。防风气味辛甘微温，入足太阳。独活气味辛甘平，入足少阴。熟地黄气味甘苦微寒，入足少阴。桂心气味辛甘大热，入足厥阴。橘红气味苦辛微温，入手、足太阴。侧子气味苦辛咸大热，入足太阳、少阴之经。脚气疼痛，腰脚走注痛不可忍者，以血药养其经络，而以风药、辛热、渗湿之味搜剔其邪，病自祛矣。

今人谓之脚气者，黄帝所谓缓风湿痹也。《千金方》云：顽弱名缓风，疼痛为湿痹。大抵此疾，不可以三五服便效，须久服得力。唐张文仲②云：风有一百二十四种，气有八十种。唯脚气、头风、上气，常须服药不绝，自余则随其发动，临时消息。但有风气之人，春末夏初及秋暮，得通泄则不困剧。所

① 侧子：乌头子根之小者。
② 张文仲：唐代医家，著有《疗风气诸方》、《随身备急方》等。

谓通泄者，如麻黄、牵牛、郁李仁之类是已，不必苦駃①，利药也。

治肾虚腰痛。**鹿茸**②**圆**。

鹿茸不拘多少，切作片子，酥炙黄，末之，酒糊圆如梧子大。空心食前，盐汤下三五十圆。

释义：鹿茸气味甘温，入足太阳、少阴，能通补督脉。下焦肾虚，以致腰疼不已。只用一味者，取其专走入肾。酒和圆，盐汤送，欲其下行兼通足太阳也。

治腰腿痛，气滞。**药棋子**。

牵牛不拘多少，用新瓦入文煿③得通赤，便以牵牛顿在瓦上，自然一半生，一半熟，不得拨动。取末一两，入细研硫黄一分，同研匀，分三分。每用白面一匙，水和擀开，切作棋子。五更初，以水一盏煮熟，连汤温送下。住即已，未住，隔日再作。予尝有此疾，每发，止一服痛止。巢氏《病源》曰：腿腰痛者，或堕伤腰，是以痛。

释义：牵牛气味苦寒，入手、足阳明、太阳。半生半熟用者，不欲其行之速也。研入硫黄，和以白面者，欲药入经络，行至痛楚处也。跌扑堕伤腰痛，亦有用之而愈者。

类证普济本事方卷第四终

元孙渭校字

---

① 駃（jué）：原作"駛"，诸本同，据《普济本事方》改。

② 茸：原作"耳"，据《普济本事方》改。

③ 煿（bó）：同爆。

卷第五

宋白沙许学士原本

长洲叶桂香岩释义

治肠风泻血痔漏脏毒

治肠风泻血久不止。**玉屑圆**。

槐根白皮去粗皮　苦楝根去皮，各三两　椿根白皮四两。三味于九月后，二月前取软者，日干　天南星　半夏各半两，并生　威灵仙一两　寒食面三两

上为细末，滴水圆如梧子大，干之。每服三十圆，水八分一盏，煎沸，下圆子煮令浮，以匙抄取，温温送下，不嚼，空心食前服。

释义：槐根白皮气味苦寒，入手、足阳明。苦楝根气味苦寒，入足厥阴。椿根白皮气味苦寒，入手、足阳明。天南星气味苦辛温，入手、足太阴。半夏气味苦辛温，入足阳明。威灵仙气味微辛咸平，通利诸经络。寒食面气味甘温，入足阳明。此治肠风下血，久不能止者。以味苦者坚其阴，以味辛者通其阳，则阴阳既得和平，而病自瘳矣。

顷年有一人下血几盈盆，顿尔疲苶①诸药皆不效。予曰：此正肠风。令服玉屑圆，三服止。予苦疾三十年，蓄下血药方近五十余品，其间或验或否，或始验而久不应，或初不验弃

① 苶（nié）：疲倦貌。

之，再服有验者，未易历谈按：宋本立作谈。大抵此疾品类不同，对病则多愈。如下清血色鲜者，肠风也。血浊而色黯者，脏毒也。肛门直射如血线者，虫痔也。亦有一种下部虚，阳气不升，血随气而降者。仲景云：脉弦而大，弦则为减，大则为芤。减则为寒，芤则为虚。寒虚相搏，此名为革。妇人则半产漏下，男子则亡血失精。此下部虚而下血者也。若得革脉，却宜服温补药。虫痔宜熏。《千金方》用猬皮、艾者甚佳。予尝作此法，颇得力。

治脏毒。**蒜连圆。**

鹰爪黄连①末，用独头蒜一颗煨香烂熟，研匀，入白治熟，圆如梧子大。每服三四十圆，陈米饮下。

释义：黄连气味苦寒，入手少阴，手、足阳明。独头蒜气味辛温，入手、足阳明，足少阴、厥阴。因肠胃中郁热蕴蓄成脏毒者，非苦寒不能泄热，非辛温不能引入病所。陈米饮送者，欲药之缓行于肠胃间也。此亦丹方之流。

治肠风脏毒。**槐花散。**

槐花炒　柏叶烂杵，焙　荆芥穗　枳壳

上修事了，方称等分，细末。用清米饮调下二钱，空心食前服。

释义：槐花气味苦寒，入手、足阳明，厥阴。柏叶气味苦辛微寒，入足太阴。荆芥穗气味辛温，入足太阳、少阳。枳壳气味苦寒，入足太阴。此脏毒肠风下血不止，纯用辛凉苦寒之药以泄肠胃之热，血得凉而宁静，则病自然减耳。

巢氏《病源》论肠癖为痔，皆因饱食过度，按：宋本皆因作久困。房室劳损，血气流溢，渗入大肠，冲发于下时，便清血，腹中刺痛，病名脉痔。又论脏毒肠风，按：脏，宋本作

89

① 鹰爪黄连：又称鸡爪黄连，味连，为黄连品种之一。

脾，与《病源》异，疑误。本缘荣卫虚弱，风气进袭，因热乘之，使血气流散，积热壅遏，血渗肠间，故大便下血。**椿皮圆。**

臭椿根皮刮去粗皮，焙干，四两。按：宋本作臭椿花　苍术　枳壳各二两

上细末，醋糊圆如梧子大。空心食前，米饮下三四十圆。

释义：臭椿根皮气味苦辛寒，入足少阳，足厥阴①。苍术气味辛温，入足太阴、阳明。枳壳气味苦寒，入足太阴。此因饱食、房劳。血渗大肠，腹中刺痛下血，谓之脉痔。热气蕴积，不能流畅，故投以苦寒燥剂，每多效验也。

治肠痔在腹内。有鼠乳下血方。

白臭芜荑按：宋本无臭字　贯众　狼牙根　猬皮炙焦。按：此味宋本在二引根下注各一分　椿东引根白皮　槐东引白皮各一两。按：宋本无注　雄黄半两　白鳝头一个，炙焦

上细末，用腊月猪脂糊圆，每一圆弹子大。棉裹，纳下部，日三易。

释义：白臭芜荑气味辛平入足太阴，手、足阳明，能消积杀虫。贯众气味苦寒，入手、足阳明，足厥阴。狼牙根气味辛寒，入足厥阴。猬皮气味甘平，入足厥阴、手阳明。椿东引根白皮气味苦寒，入手、足阳明、厥阴。槐东引根白皮气味苦平，入手、足阳明，厥阴，皆取东方生气。雄黄气味辛温，入足太阴，能杀虫。白鳝头气味甘平，入手、足阳明、厥阴，善能引入经络。腊月猪脂取其润也。为圆，绵裹纳于下部，因肠痔久而不愈，腹内有鼠奶下血，其中湿热久郁，必有虫生，故一日三易，使久郁之热易去，而引出所生之虫也。

治痔有鼠乳结核作渴。疼痛方。

---

① 足厥阴：原作"阳厥阴"，诸本同，据《药性论》等改。

皂角醋炙　黄芪　荆芥　槐子　穿山甲　木香　露蜂房炒焦

猬皮炙　鳖甲醋炙　桔梗　芍药各一分　大黄半两，生。按：宋本无生字

上细末，炼蜜圆如梧子大。每服二三十圆，温汤下，食前，日三服。未知，加至四五十圆。

释义：皂角气味辛温，入手太阴。黄芪气味甘平，入手、足太阴。荆芥气味辛温，入足太阳、少阳。槐子气味苦寒，入手、足阳明。穿山甲气味咸寒，入足厥阴、阳明，能引药入经络。木香气味辛温，入足太阴。露蜂房气味辛咸，入手、足太阴、阳明。猬皮气味咸温，入足少阳、厥阴。鳖甲气味咸寒，入足少阳、厥阴。桔梗气味苦辛平，入手太阴，为诸药之舟楫。芍药气味酸寒，入足厥阴。大黄气味苦寒，入足阳明。此内托下毒方也。内蕴之毒已成鼠乳桔核，致烦渴腹痛，以辛温有毒之药引入病处，以调和气血，及辛香咸寒之药排其脓。佐以舟楫之品，再以苦寒之味下夺，则久郁之毒得宣。用圆药者，缓攻之法也。

治远年肠风痔漏。**黄芪圆**。

黄芪　枳壳　威灵仙各二两　续断炒　槐角子　北矾①枯

当归炒　干姜　附子　生熟地黄②　连翘炒，各半两

上细末，蜜圆如梧子大。米饮下三十圆，空心食前服。按：五字宋本无。晁推官方。

释义：黄芪气味甘平，入手、足太阴。枳壳气味苦寒，入足太阴。威灵仙气味苦辛咸平，去风利水，能通十二经络。续断气味苦辛微温，入足厥阴。槐角子气味苦寒，入足太阴。北矾气味凉涩，入手太阴，手、足阳明。当归气味辛甘微温，入

---

① 北矾：即白矾产于北方者。

② 生熟地黄：诸本同，《普济本事方》作"生干地黄"。

手少阴、足厥阴。干姜气味辛温，入手、足太阴。附子气味辛咸大热①，入手、足少阴。生干地黄气味甘微苦寒，入手、足少阴。连翘气味辛凉，入手太阴。此远年肠风，及痔成漏，故投药必冷热气血相间杂，方能引药入络。否则，不能直至患处。治以圆剂，非急攻之病可知矣。

治肠痔。**鳖甲圆。**

鳖甲　猬皮炙焦黑　穿山甲炙焦　白矾枯　附子　猪牙皂角各半两，炙焦，存二分性　麝香一分，研

上细末，研匀，蒸饼圆如梧子大。米饮下三十圆，食前，日三服。

释义：鳖甲气味咸平，入足厥阴。猬皮气味甘平，入足厥阴、手阳明。穿山甲气味咸寒，入足厥阴、阳明。白矾气味凉涩，入手、足太阴、阳明。附子气味辛咸大热，入手、足少阴。猪牙皂角气味辛温开窍，入手、足太阴、阳明。麝香气味辛温，入手、足少阴。蒸饼糊圆，引入下也。治肠风而有痔者，以咸平之药，直入患处，以凉涩辛咸温之品佐之。又恐药性之不能即至病所，复使以辛香之品，引入经络，焉有不中病者哉！

又方。

槐花炒　白矾枯，各一两　附子半两

上细末，蒸饼圆如梧子大。每服二十圆，米饮下，食前，日三服。以上二方庞老者。

释义：槐花气味苦寒，入足阳明、厥阴。白矾气味凉涩，入手、足太阴、阳明。附子气味辛咸大热，入手、足少阴。肠风、肠痔，乃肠中湿热所致。苦寒凉涩之品不能直下，故佐以

---

① 辛咸大热：原文"辛下大热"。据本书前后文中所载附子性味，"下"当作"咸"。

辛咸大热之品引入病所。再以蒸饼糊圆，米饮送药，又欲其缓行于肠胃间也。

衄血吐血咯血方①

治衄血无时。**茜梅圆。**

茜草根　艾叶各一两　乌梅肉焙干，半两

上细末，炼蜜圆如梧子大。空心食前，按：四字宋本无。乌梅汤下三十圆。

释义：茜草根气味苦寒平微涩，入手、足厥阴。艾叶气味苦微温，入足太阴、少阴、厥阴。乌梅肉气味酸平，入足厥阴。血热妄行而衄血无时，乃阳胜阴也。厥阳上逆无制，以苦辛酸泄之，则阳气下行，而病自缓矣。

经云：天暑地热，经水沸溢。盖血妄行，阳胜阴也。鞠运副茂之，按：宋本副作苦，坊本作黄。尝苦此疾，予授此方，令服而愈。三黄散亦可用。

三黄散。

大黄一两　黄连　黄芩各半两

上细末。每服二钱，新汲水调下。蜜水亦得。

释义：大黄气味苦寒，入足阳明、太阴。黄连气味苦寒，入手少阴、太阳。黄芩气味苦寒，入手太阴、阳明。此阳气上逆，血热妄行。非大苦寒之药不能使肠气下行。乃正治之方也。

又方。

山栀子不拘多少，烧存性，末之。搐入鼻中，立愈。

释义：山栀子气味苦寒，入足厥阴，能泄三焦之火，能解

---

① 衄血吐血咯血方：据《普济本事方》，标题当作"衄血劳瘵吐血咯血"。

丹石之毒。热毒壅蔽者，非此不能开其郁也。

蔡子渥传云：同官无锡监酒赵无疵，其兄衄血甚，已死入殓，血尚未止。偶一道人过门，闻其家哭，询问其由。道人曰：是曾服丹或烧炼药，予有药用之即活[1]。囊间出此药半钱匕，吹入鼻中，立止，良久得活，并传此方。

治鼻衄过多，昏冒欲死。**梅师方**。

上用陈香墨浓研，点入鼻中。

释义：香墨气味甘平，入足少阴、厥阴。阳气上升，鼻衄过多，以致昏冒欲死者，以甘平之味和之，则上升之阳得降矣。

润肺安血止嗽。治吐血、咯血。**天门冬圆**。

天门冬一两　甘草　杏仁炒　贝母　白茯苓　阿胶各半两

上细末，炼蜜圆如弹子大。咽津含化一圆，日夜可十圆，不拘时候。

释义：天门气味苦寒，入手、足少阴，厥阴。甘草气味甘平，入足太阴。杏仁气味苦微温，入手太阴。贝母气味苦微寒，入手太阴、少阴。白茯苓气味甘平淡渗，入足阳明，能引诸药入于至阴之处。阿胶气味咸寒，入足厥阴、少阴。此治吐血、咯血之方也。肺家不润，虚火上炎，血不安宁，咳呛不止者，以甘寒润肺之品调和阴阳，则上炎之火，下行潜伏，嗽乌有不止耶！

因嗽咯血成劳，眼睛疼，四肢倦，脚无力。**黄芪散**。

黄芪　麦门冬　熟地黄　桔梗　白芍药各半两　甘草一分

上粗末，每服四钱。水一盏半，姜三片，煎七分，去滓温服，日三服。

释义：黄芪气味甘平，入手、足太阴。麦门冬气味甘寒微

---

① 活：《普济本事方》作"括"。

苦，入手太阴、少阴。熟地黄气味甘寒微苦，入足少阴。桔梗气味苦平，入手太阴。白芍药气味酸微寒，入足厥阴。甘草气味甘平，入足太阴，能行十二经络，能缓诸药之性。加生姜以泄卫。此咳嗽咯血成劳，眼睛疼痛，四肢无力者，非补气补血之药不能挽回也。

治久嗽咯血成肺痿，多吐白涎，胸膈满闷，不食。**扁豆散**。

白扁豆　生姜各半两　枇杷叶去毛　半夏　人参　白术各一两。按：宋本作各一分　白茅根三分

上细锉，水三升，煎至一升，去滓，下槟榔末一钱和匀，分四服，不拘时候。

释义：白扁豆气味甘平，入手、足太阴、阳明。生姜气味辛，温而散，入手、足太阴。枇杷叶气味苦平，入手太阴、足阳明。半夏气味辛温，入足阳明。人参气味甘温，入脾、胃。白术气味甘温微苦，入足太阴。白茅根气味甘寒，入手太阴、足阳明，能除伏郁之热。微使以槟榔末，取其辛温降而能开也。此久嗽咯血成肺痿，多吐白沫，胸膈满闷，不能纳食者，非甘平不能养胃，非辛温、甘温不能醒脾。脾胃有权，而肺痿自愈矣。

治劳瘵吐血损肺，及血妄行。**神传膏**。

剪草一斤，婺、台州①皆有，惟婺州②者可用。状如茜草，按：宋本状作根。又如细辛。每用一斤，洗净，为末，入生蜜一斤和为膏，以瓷器盛之，按：宋本无瓷字。不得犯铁。九蒸九曝，日一蒸曝。病人五更起面东坐，不得语，用匙抄药如粥服，每服四匙，良久，用稀粟米饮压之。药须冷服，粥饮亦不

---

① 台州：春秋越地，宋为台州临海郡，治所在今浙江省临海县。
② 婺州：宋为婺州东阳郡，今浙江省金华市。

可太热。或吐或下皆不妨。如久病损肺咯血，只一服愈。寻常咳嗽，血溢妄行，按：宋本无溢字，下同。每服一匙可也。有一贵人，其国封①病瘵，其尊人②尝以此方畀之，九日而药成。前一夕，病者梦人戒令翌日勿乱服药。次日将服之，为屋土坠入器中，不可服。再合成，又将服，为猫覆器，又不得服。按：二字，宋本作可食。又再作，未就而是人卒矣。此药之异如此。若小小血溢妄行，一啜而愈。或云是陆农师夫人乡人艾孚先尝亲说此事。渠后作人，观本草亦收入集中，但人未识，不苦信尔。

释义：剪草气味苦寒，入手太阴，手、足厥阴。劳瘵而致久咳，吐血不止，损伤及肺，血溢妄行，此方虽近似丹方，亦是培土生金之法。若认得真，大有益也。

眼目头面口齿鼻舌唇耳诸疾

镇肝明目。**羊肝圆**。

羖羊肝一具，新瓦盆中煿干，更焙之。肝若大，止用一半　甘菊花　羌活　柏子仁　细辛　官桂　白术　五味子各半两　黄连三分

上细末，炼蜜圆如梧子大。空心食前，温水下三四十圆。

释义：羖羊肝气味苦寒，入足厥阴。甘菊花气味辛凉，入手太阴、足厥阴、少阳。羌活气味辛甘平，入足太阳。柏子仁气味辛微温，入手少阴。细辛气味辛温，入足少阴。官桂气味辛甘温，入足厥阴。白术气味甘温，入足太阴。五味子气味酸甘辛苦微温，入足少阴，兼入五脏。黄连气味苦寒，入手少阴。肝阳上逆，致目不明，以辛凉、辛平、辛温、苦寒之品泄

① 国封：泛指对方之先祖。
② 尊人：即尊大人之简称，指对方之父。

其邪，而以甘温收摄之味扶其正，则肝气得镇而安，目疾自然向愈矣。

又方。

白羯羊肝只用子肝一片，薄切，新瓦上焙干　熟地黄一两半　菟丝子　车前子　麦门冬　蕤仁　决明子　泽泻　地肤子去壳　防风　黄芩　白茯苓　五味子　枸杞子　茺蔚子　杏仁大者，炒　细辛华阴者　苦葶苈　桂心　青葙子以上各一两。按：宋本作麦葙子

上细末，炼蜜圆如梧子大。每服三四十圆，温水下，日三服，不拘时候。

释义：白羯羊肝气味苦寒，入足厥阴。熟地黄气味甘苦微寒，入足少阴。菟丝子气味甘平，入肝、肾。车前子气味甘寒，入足太阳、阳明，能利小便。麦门冬气味甘寒微苦，入手太阴、少阴。蕤仁气味甘温，入足厥阴。草决明子气味咸苦平，入足厥阴。泽泻气味咸平，入足太阳。地肤子气味苦寒，入足太阳，能引药入皮肤。防风气味辛甘微温，入足太阳。黄芩气味苦寒，入手、足少阳，阳明。白茯苓气味甘平淡渗，入足阳明。五味子气味酸甘咸苦辛，入足少阴，兼能入五脏。枸杞子气味甘温，入足厥阴。茺蔚子气味辛甘微温，入手、足厥阴，杏仁气味苦辛微温，入手太阴、阳明。华阴细辛气味辛温，入足少阴。苦葶苈气味苦辛寒，入手太阴。桂心气味辛甘大热，入足厥阴。青葙子气味苦寒，入足厥阴。此治眼目内障，视物不明者。大凡目疾，都因肝阳上升致病，故方中苦寒之味居多，辛温不过十之一二，以之为引经，其意欲阳气之下行也。

张台卿尝苦目暗，京师医者，令灸肝俞，遂转不见物，因得此方，服之遂明。有一男子内障，医治无效，因以余剂遗之，一夕灯下语其家曰：适偶有所见，如隔门缝见火者，及旦视之，眼中翳膜俱裂如线。按：宋本俱作且。张云：此药灵，

勿妄与人。忽之则无验。予隘①之，且欲广其传也。

又方。

羌活　川芎　旋覆花　防风各半两　甘草　苍术米泔浸一夕，去皮，日干，不见火　楮叶　桑叶并八月采，阴干称准。以上各一两　甘菊花　楮实　蝉蜕　木贼草各一两。按：宋本作各一分

上木臼中治为末。清茶调下二钱，早、晚、食后、临卧，各一服。

暴赤眼亦治。赤眼忌湿面及酒。楮叶须真实者，余不堪用。不尔，诸药悉无效。合时不得焙及犯铁器。予观此方，取楮叶者必无实者，盖阴阳二物相匹配尔。有实者，阳也。无实取叶者，阴也。所以，不得真，诸药悉无效。

释义：羌活气味辛甘平，入足太阳。川芎气味辛温，入肝、胆。旋覆花气味咸温，入手太阴、阳明。防风气味辛甘微温，入足太阳。甘草气味甘平，入足太阴，通行十二经络，能缓诸药之性。苍术气味辛温，入足太阴。楮叶气味甘凉，入足厥阴。桑叶气味辛甘凉，入手太阴、足厥阴。甘菊花气味辛凉，入手太阴。楮实气味甘温，入足少阴、厥阴。蝉蜕气味咸甘寒，入足少阳、厥阴。木贼草气味甘苦微温，入足少阳、厥阴。此亦因肝阳上逆，头目疼痛。将欲降之，必先升之，故虽有咸苦之品，而辛散之药居多，且以清茶送药也。

治肝肾风毒热气上冲眼痛。**菊花散。**

甘菊花　牛蒡子炒熟，各八两　防风三两　白蒺藜去刺，一两　甘草一两。按：宋本作一两半

上细末。每服二钱，熟水调下，食后、临卧服。

释义：甘菊花气味辛凉，入手太阴。牛蒡子气味苦辛平微寒，入手太阴，手、足阳明。防风气味辛甘微温，入足太阳。

---

① 隘：狭窄，狭小。

白蒺藜气味辛甘微温，入足厥阴。甘草气味甘平，入足太阴，通行十二经络，能缓诸药之性。此肝肾风毒，热气上冲，头目疼痛，欲损目者。以辛凉、甘温者各二味，散其毒热，再以甘平之味和之，缓之，使上冲之气，渐得和平，则用药之能事毕矣。

《素问》云：久视伤血。血主肝①，故勤书则伤。肝主目昏，肝伤则自生风按：宋本自作目，热气上凑于目，其昏亦甚。不可专服补药，须服益血、镇肝、明目药。**地黄圆**。

熟干地黄一两半　黄连　决明子各一两　没药　甘菊花　防风　羌活　桂心　光明朱砂各半两

上细末，炼蜜圆如梧子大。每服三十圆，熟水下，食后，日三服。

释义：熟干地黄气味甘苦微寒，入足少阴。黄连气味苦寒，入手少阴。草决明子气味咸苦平，入足厥阴。没药气味苦平，入足阳明，能通瘀入络。甘菊花气味辛凉，入手太阴，足厥阴、少阳。防风气味辛甘微温；羌活气味辛甘平，皆入足太阳，乃引经之风药。桂心气味辛甘大热，入足厥阴。光明朱砂气味苦温，入手少阴。此肝虚风动，热气上升，致目不明。攻补皆在难投，故用一味壮水之药，佐以苦辛诸品，则升降得宜而奏功矣。

读书之苦，伤肝损目，诚然。晋范宁尝苦目痛，就张湛②求方。湛戏之曰：古方宋阳子少得其术，以授鲁东门伯，次授左丘明，遂世世相传。以及汉杜子夏，晋左太冲，凡此诸贤，并有目疾，俱得此方。云用损读书一，减思虑二，专内视三，

---

① 血主肝：疑当作"肝主血"。
② 张湛：东晋哲学家，字处度，长于养生，撰有《养生要集》、《延生秘录》等。

简外观四，且起晚五，夜早眠六。凡此六物，熬以神火，下以气筵，蕴于胸中七日。然后纳诸方寸，修之一时，近能数其目睫，远视尺棰之余。长服不已，动见墙壁之外。非但明目，乃亦延年。审如是而行之，非可谓之嘲戏，亦奇方也。

治头风冷泪。**庞安常方二方。**

甘菊花　决明子各三分　白术　羌活　川芎　细辛　白芷
荆芥穗各半两

上细末。每服一钱，温汤调下，食后，日三服。

释义：甘菊花气味辛凉，入手太阴，足厥阴、少阳。草决明子气味咸平，入足厥阴。白术气味甘温微苦，入足太阴。羌活气味辛甘平，入足太阳。川芎气味辛温，入足少阳、厥阴。细辛气味辛温，入足少阳。香白芷气味辛温，入足太阳。荆芥穗气味辛温，入足太阳、少阳。因头风疼久，致目泪冷。清空之府，风邪久郁不去，非群剂辛温之品不能搜逐。微用甘温护中，咸苦平下降，而邪自散矣。

又方。

川芎　甘菊　细辛　白术　香白芷以上各一分

上细末，蜡圆如黍米大。夜卧，纳二圆目中，一辰换一圆。

释义：川芎气味辛温，入足少阳、厥阴。甘菊花气味辛凉，入手太阴，足厥阴、少阳。细辛气味辛温，入足少阴。白术气味甘温微苦，入足太阴。香白芷气味辛温，入足太阳。以蜡糊圆，取其淡渗也。纳药目中，欲其急至病所也。此亦治头风冷泪，惟恐药性不能上行头目及脑故也。

苟牧仲项年尝谓予曰：有一人视一物为两，医者作肝气有余，故见一为二。教服补肝药，皆不验。此何疾也？予曰：孙真人云：目之系上属于脑，后出于脑中。邪中于颈，按：考《千金方》脑颈二字俱作项，与《灵枢》合。因逢身之虚，其入深则随目系入于脑，入于脑则转，转则目系急，急则目眩以转。邪中其睛，所中者不相比则睛散，睛散则歧，故见两物也。令服祛风入脑药得愈。按：荀牧仲之荀，宋本作苟。

王检正希皋昔患鼻额间痛，或麻痹不仁，如是者数年。忽一日，连口唇、颊车、发际皆痛，不可开口，虽言语、饮食亦相妨，左额与颊上常如绷急，按：宋本绷作糊。手触之则痛。予作足阳明经络受风毒，传入经络，血凝滞而不行，故有此证。或者以排风、小续合从水丹之类与之，皆不效。予制此**犀角升麻汤**赠之，服数日而愈。

上等犀角—两—分　真川升麻—两　防风　羌活各三两。按：宋本作各三分　川芎　白附子　白芷　黄芩各半两　甘草—分

上粗末。每服四大钱，水一盏半，煎至八分，去滓，通口服，食后、临卧，日三四服。

释义：犀角气味苦酸咸微寒，入手、足厥阴。升麻气味辛温，入足阳明。防风气味辛甘温，入足太阳。羌活气味辛甘平，入足太阳。川芎气味辛温，入足少阴、厥阴。白附子气味大温，入足阳明。白芷气味辛温，入足太阳。黄芩气味苦寒，入手太阴，兼入足阳明。甘草气味甘平，入足太阴，通行十二经络，能缓诸药之性。此足阳明经络受风毒，传入他经络，致气血凝滞而不行。酸咸辛温之为君，再佐以辛温之品，使以苦寒甘缓，得气血流行，病当减矣。

足阳明胃也。经云：肠胃为市。又云：阳明多血多气。胃之中，腥膻五味，无所不纳，如市厘①无所不有也。六经之中，血气俱多，腐熟饮食，故饮食之毒聚于胃。此方以犀角为主，解饮食之毒也。阳明经络，环唇挟口，起于鼻，交颏中，循颊车，上耳前，过客主人，循发际，至额颅，故王公所患，皆此

---

① 市厘：同市曹，商肆集中之处。

一经络也。故以升麻佐之，余药皆涤除风热。升麻、黄芩专入胃经，稍通医者自能晓。

治鼻塞，清涕出，脑冷所致。

通草 辛夷各半两 细辛 甘遂 桂心 芎䓖 附子各一两

上为细末，炼蜜和圆如麻子大。绵裹，纳鼻中，蜜封塞，勿令气泄。稍加圆数，微觉小痛，捣姜汁为圆，纳入即愈按：宋本作右细末，蜜圆绵裹内鼻中，蜜封塞，勿令气泄。圆如大麻子。稍加，微觉小痛，捣姜为圆，即愈。考与《千金方》合。

释义：通草气味辛平淡降，入手太阴、太阳。辛夷气味辛温，入手太阴、足阳明。细辛气味辛温，入足少阴。甘遂气味苦寒，入足太阳，善能泄水。桂心气味辛甘大热，入足厥阴。芎䓖气味辛温，入足少阴、厥阴。附子气味咸辛大热，入手、足少阴。此孙真人治鼻渊之方。风寒客于胆，久郁化热，移热于脑，故纳药鼻中。以诸辛温之品，少佐以苦寒之药，搜逐蕴伏之邪，使之下趋，自然安耳。

此《千金方》也，治脑冷所致。此疾亦有脑热者，亦有肺寒者。《素问》云：胆移热于脑，则辛頞鼻渊。又曰：泣涕者，脑也，脑渗为涕。又曰：肺之液为涕。其来各有由矣，当详之。鼻渊者，浊涕下不止，清浊亦自异。

治肺风**鼻赤酒齄方**①。

老山栀为末，溶黄蜡等分，和为圆如弹子大。每服一圆，按：四字宋本无。空心嚼服，清茶过下。按：八字，宋本作空心茶酒嚼下四字。半月效，忌酒及炙煿。

释义：老山栀气味苦寒，入足厥阴、手少阳。黄腊和圆，以其淡而渗，使之下行。清茶送，亦以其苦能下降。此肺风久郁成热，非苦寒不能泄其热也。

---

① 方：原缺，诸本同，据《普济本事方》补。

又方。

用枇杷叶，去毛、筋，焙干末之。茶调下一二钱，日三服。按：宋本无筋字。

释义：枇杷气味苦平，入手太阴、足阳明。冬夏不凋，得于天地四时之气，又能下气。清茶调送，亦取其苦降也。此亦治肺风鼻齇，专泄热耳。

治心脾壅热，生木舌肿胀。

元参　升麻　大黄　犀角各三分　甘草半两

上细末。每服三钱，水一盏，煎至五分。温服，不拘时候。

释义：元参气味咸苦，入手、足少阴。升麻气味辛温，入足阳明。大黄气味苦寒，入足阳明。犀角气味苦酸咸微寒，入手、足厥阴。甘草气味甘平，入足太阴，能缓诸药之性。因心脾热气，壅痹不宣，非下行不能杀其势，速下犹恐热不尽，故以甘平之品缓其下行之势，则壅热去而无不尽矣。

治口生疮方。

升麻一两一分　黄连三分

上细末。绵裹，含汁咽。

释义：升麻气味辛温，入足阳明。黄连气味苦寒，入手少阴。以绵裹，含咽，欲热气之下降，此升降之方也。治口舌生疮，以辛升之，以苦降之，则升降得和，疮自痊矣。

治食诸鱼骨鲠久不出方。

上以皂角末少许，吹鼻中，得鲠出。多秘此方。

释义：此丹方也。皂角气味辛温，入手太阴，最能通窍。以肺主一身之气，气化流行，则骨鲠自出矣。

治悬痈肿痛，不下食。**元参散**。

元参一两　升麻　射干　大黄各半两　甘草一分

上细末。每服三钱，水一盏，煎至七分。放温，时时含咽，良验。

释义：元参气味咸苦，入手、足少阴。升麻气味辛温，入足阳明。射干气味苦平，入手、足厥阴。大黄气味苦寒，入足阳明。甘草气味甘平，入足太阴。治悬痈痛，咽阻不能下食者，以苦降之品，少佐辛温，再少使以甘平，则上逆之热缓缓下行，病自减矣。

治聤耳出脓。**红绵散**。

白矾煅成白灰，每用一钱。入胭脂一字匕，按：宋本无匕字。研匀。用绵杖子缠去耳中脓及黄水尽，即用别绵杖子引药入耳中，令到底，掺之即干。如壮盛之人，积热上攻，耳出脓水不瘥，用无忧散、雄黄泻三五行即瘥。

释义：白矾气味凉涩，入手太阴，手、足阳明。胭脂气味辛温，入足少阳、厥阴。盖耳中出脓水。由乎湿热所致。以凉涩兼燥之品，佐以辛温，引入耳内，则湿热者得燥而干矣。

治肾虚耳鸣，夜间睡着如打战鼓，觉耳内风吹，更四肢抽掣痛。**黄芪圆**。

黄芪独茎者，去芦，一两　　白蒺藜炒，瓦擦，扬去细碎刺　　羌活去芦，各半两　　黑附子大者一个　　羖羊内肾一对，焙干。按：宋本无内字

上细末，酒糊圆如梧子大。每服三四十圆，空心，晚食前煨葱盐汤下。

释义：黄芪气味甘平，入手、足太阴。白蒺藜气味辛甘温，入足厥阴。羌活气味苦辛甘平，入足太阳。黑附子气味辛咸大热，入手、足少阴。羖羊内肾气味甘咸温，入足少阴、厥阴。以酒糊圆，葱盐汤送，取其先升后降也。夜睡耳鸣，如闻打战鼓，四肢掣痛，由乎肾虚下不收摄。以上升之药，引虚阳下降。再以咸辛温血肉之味补其下，则虚阳不致再升。古人有云：精不足者，补之以味也。

治男子二十岁，因疮毒后肾经热，右耳听事不真，每心中不快意，按：宋本无快字。则转觉重虚，耳鸣疼痛。按：宋本无耳字。**地黄汤**。

生干地黄—两半。按：宋本作二两半　桑白皮—两　磁石捣碎，研细，水淘二三十次，去尽赤汁为度，二两　枳壳　羌活　防风　黄芩　木通　甘草各半两

上粗末。每服四钱，水一盏半，煎七分去滓。日二三服，不拘时候。

释义：生干地黄气味甘寒微苦，入手、足少阴。桑白皮气味苦辛平，入手太阴。磁石气味辛温，入足少阴。枳壳气味苦寒，入足太阴。羌活气味苦辛甘平，入足太阳。防风气味辛甘微温，入足太阳。黄芩气味苦寒，入足少阳、阳明。木通气味苦平，入手太阳，能泄丙丁之火。甘草气味甘平，入足太阴。此因男子少壮发疮毒后，肾经留热，右耳听事不真，心中常快快不快，转觉重虚，耳鸣或疼痛。故以重镇之药，苦降之品，佐以辛散升腾，则升降和平，病自减矣。

治口干烦躁，按：宋本躁作燥。生津液，思食。**黄芪汤**。

黄芪　熟干地黄　白芍药　五味子　麦门冬各三分　白茯苓—分　甘草半两

上粗末。每服三钱，水一盏半，姜、枣、乌梅同煎去滓，空心食前服。按：宋本无空心食前四字。

释义：黄芪气味甘平，入手、足太阴。熟干地黄气味甘苦微寒，入足少阴。白芍药气味酸微寒，入足厥阴。五味子气味酸苦微温，入足少阴。麦门冬气味甘苦微寒，入手太阴、少阴。白茯苓气味甘平淡渗，入足阳明。甘草气味甘平，入足太阴。姜、枣和荣卫，乌梅肉泄肝生津，此治口苦咽干，烦躁，不思食，津少者，诸药专补五脏之阴。津液既生，则诸患自除矣。

类证普济本事方卷第五终
元孙溱校字

卷第六

宋白沙许学士原本

长洲叶桂香岩释义

诸嗽虚汗消渴

治嗽。**杏酥散。**

杏仁　款冬花　前胡　半夏制　五味子　麻黄　柴胡　桑白皮　人参　桔梗以上各等分

上细末。每服三钱，水一盏半，生姜五片，同煎七分，通口服。

释义：杏仁气味苦辛微温，入手太阴。款冬花气味辛甘温，入手太阴。前胡气味苦辛微寒，入手、足太阴、阳明，其功长于下气。半夏气味苦辛温，入足阳明，能除痰降逆。五味子气味酸苦微温，入足少阴。麻黄气味辛温发散，入手太阴、足太阳。柴胡气味辛甘微温，入足少阳。桑白皮气味苦辛平，入手太阴。人参气味甘温，入足阳明。桔梗气味苦辛平，入手太阴，为诸药之舟楫。再以生姜之辛温达表。此方主治咳嗽久不止者。肺为娇脏，冷热皆能致病，故辛温、辛凉之药，必佐以甘温护中，培土生金之意也。

戢①阳气，止盗汗，进饮食，退经络热。**柏子仁圆。**

新柏子仁研　半夏曲各二两　牡蛎银罐子内火煅，用醋淬七次，焙

---

① 戢：收敛，收藏。

干。按：银罐子，宋本作甘锅子　人参　於白术按：宋本作吴白术　麻黄根慢火炙，拭去汗　五味子各一两　净曲半两，慢火炒。按：宋本作净麸

上八味，为末，枣圆如梧子大。空心，米饮下三五十圆，日二服，得效减一服，如愈即住。按：宋本如作好。作散调亦可。

释义：新柏子仁气味苦辛微温，入足厥阴。半夏曲气味辛温，入足阳明。牡蛎气味咸涩微寒，入足少阴。人参气味甘温，入足阳明。於白术气味甘温微苦，入足阳明。麻黄根气味辛温，入足太阳。五味子气味酸苦辛微温，入足少阴。净曲气味辛甘微温，入足太阴、阳明。枣肉糊圆，欲其留中缓行也。此因阳浮盗汗，经络中热，饮食少纳。故以甘温之品守中，辛温咸涩之品固表，焉有不奏功者哉！

治虚劳盗汗不止。**牡蛎散**。

牡蛎煅　麻黄根　黄芪各等分

上细末。每服二钱，水一盏，煎至七分，食前温服，按：宋本无食前二字。

释义：牡蛎气味咸涩微寒，入足少阴。麻黄根气味辛温，入足太阳。黄芪气味甘平，入手、足太阴。因劳损之病，盗汗不止，若表不固则难以复元。故药虽三味，而能固表止汗，功莫大焉。

治虚风多汗，恶风。按：虚风，宋本作风虚。**防风汤**。

防风五分　泽泻　牡蛎煅　桂枝各三分

上细末。每服二钱，食后，温酒调下。

释义：防风气味苦辛甘微温，入足太阳。泽泻气味甘苦微咸，入足太阳、少阴。牡蛎气味咸涩微寒，入足太阴。桂枝气味辛甘温，入足太阳。送药以酒，欲其达表也。此表虚冒风，多汗恶风。以咸苦固其里，以辛甘温护其表，则表里和平矣。

又方。

白术　防风各一两　牡蛎三分，煅，研如粉。按：煅研，宋本作炒

上细末。酒调二钱服。恶风，加防风一倍。少气，加白术。按：宋本无少字。面肿，加牡蛎。

释义：此玉屏风散之变法也。白术气味甘温微苦，入足太阴。防风气味苦辛甘微温，入足太阳。牡蛎气味咸涩微寒，入足少阴。以酒为引，取其送药达表。此亦虚风多汗恶风者。以甘温而兼辛温之药，佐以咸涩之药，则表固而汗止矣。

治消渴方。

白浮石　舶上青黛各等分　麝香少许

上细末。每服一钱，温汤调下。

释义：浮石气味咸平，入手太阴。舶上青黛气味苦辛微寒，入足厥阴。麝香气味辛温，入手、足少阴，能引药入经络。凡消渴之病，必因阳盛阴亏，津液内涸所致。故以咸平微苦寒之味助其阴，犹恐不能直入病所，又以辛香走窜之品引其入里，无不效验矣。

治渴疾饮水不止。**神效散。**

白浮石　蛤粉　蝉壳各等分

上细末，用鲫鱼胆七个，调三钱服，不拘时候。神效。

释义：白浮石气味咸平，入手太阴。蛤粉气味咸平，入足少阴。蝉壳气味咸甘寒，入足少阴、厥阴。鲫鱼胆为引子，取其咸苦能引药入里也。病因消渴，饮水不止。以咸平微寒之药制之，则阳气潜伏，阴气自然稍苏矣。

《古方验录》论消渴有三种，一者渴而饮水多，小便数，脂似麸片甜者，消渴病也。二者吃食多，不甚渴，小便少，似有油而数者，消中病也。按：消中，宋本作中消。三者渴饮水不能多，便腿肿按：宋本便作但，脚先瘦小，阴痿弱，小便数，此肾消病也。特忌房劳。《千金方》云：消渴病所忌者有三：一饮酒，二房室，三咸食及面。能忌此，便不服药亦自

可。消渴之人愈与未愈，常须虑患大痈，必于骨节间忽发痈疽而卒。予亲见友人邵任道患渴数年，果以痈疽而死。唐祠部李郎中论：消渴者，肾虚所致。每发则小便甜。医者多不知其疾，故古今亦阙而不言。《洪范》言：稼穑作甘。以物理推之，淋饧醋酒作脯法，须臾即皆能甜也。足明人食之后，滋味皆甜，流在膀胱。若腰肾气盛，则上蒸精气。精气则下入骨髓，按：第二精字，宋本所无。其次以为脂膏，其次以为血肉也，其余则为小便。故小便色黄，血之余也。臊气者，五脏之气。咸润者，则下味也。腰肾既虚冷，则不能蒸于谷气，则尽下为小便。故味甘不变其色，清冷则肌肤枯槁也。由如^①乳母谷气上泄，皆为乳汁。消渴病者，下泄为小便，皆精气不实于内，则小便数，瘦弱也。又肺为五脏华盖，若下有暖气蒸则肺润。若下冷极，则阳气不能升，故肺干则渴，易于否卦乾上坤下，阳无阴而不降，阴无阳而不升，上下不交，故成否也。譬如釜中有水，以火暖之，其釜若以板覆之，则暖气上腾，故板能润也。若无火力，水气不能上，此板则终不得润也。火力者，则是腰肾强盛也。常须暖补肾气，饮食得火力则润上而易消，亦免干渴也。故张仲景云：宜服肾气八味圆。此疾与脚气虽同为肾虚所致，其脚气始发于二、三月，盛于五、六月，衰于七、八月。凡消渴，始终发于七、八月，盛于十一月、十二月，衰于二、三月。其故何也？夫脚气，壅疾也。消渴，宣疾也。春夏阳气上，故壅疾发则宣疾愈。秋冬阳气下，故宣疾发则壅疾愈也。审此二者，疾可理也。犹如善为政者，宽以济猛，猛以济宽，随事制度尔。仲景云：足太阳者，是膀胱之经也。膀胱者，肾之腑。小便数，此为气盛，气盛则消谷，大便硬。衰则为消渴也。男子消渴，饮一斗，小便亦得一斗，宜八

---

① 由如：当作"犹如"。

味肾气圆。按：宋本《古方验录》一节、《千金方》一节，唐祠郎中论一节，共分三节。

　　干地黄制，半斤。按：宋本无制字　山药四两　茯苓　牡丹皮　制附子按：宋本无制字　浔桂心各三两。按：宋本无浔字　泽泻四两　山萸肉五两

　　上细末，炼蜜圆如梧子大。每服二三十圆，空心，温酒下。按：宋本无空心二字。忌猪肉、冷水、芜荑、胡荽。千金地黄圆亦佳，在卷四虚热部心热中。按：九字，宋本作在中部心热中六字。

　　释义：熟地黄气味甘苦微寒，入足少阴。山药气味甘平，入足太阴、阳明。茯苓气味甘平淡渗，入足阳明。牡丹皮气味辛平，入足少阳、厥阴。附子气味咸辛大热，入手、足少阴。浔桂心气味辛甘大热，入足厥阴。泽泻气味苦咸平，入足太阳。山萸肉气味酸微温，入足厥阴。此即古方八味圆方也。消渴之病，由乎命门火衰，下焦无火，不能蒸动肾阴上供，故必辛咸大热之品，助其真阳、津液上腾，而消渴缓矣。

　　治消渴。**三痟圆**①。

　　好川黄连去须，细末，不计多少。锉冬瓜肉研裂自然汁，和成饼子，阴干。再为末，再为汁浸。和成饼，阴干。如是七次，即用冬瓜汁为圆梧子大。每服三四十圆，以冬瓜汁煎大麦仁汤送下。寻常消渴。按：宋本无消字。止一服愈。

　　释义：川黄连气味苦寒，入手少阴。冬瓜气味甘微寒，入手太阳，手、足阳明。此治三消之证。致消渴不止者，皆由火气上炎，津液被劫。以苦寒、甘寒之味，制其上炎之火，而津液自振矣。

―――――――――――――

① 　三痟圆：诸本同，《普济本事方》作"三瘠圆"。

金疮痈疽打扑诸疮破伤风

治金疮止血，除疼痛，辟风，续筋骨，生肌肉。**地黄散。**

地黄苗　地崧①按：崧字，诸本皆从山。考本草，当从草　青蒿

苍耳苗　赤芍药各五两，入水浸取汁　石灰三升　生艾汁三合

上五月五日、七月七日午时修合。以前药汁拌石灰，阴干，再入黄丹三两，更杵罗细。凡有金疮伤析出血，用药封裹，勿令动，着十日差，不肿不脓。

释义：地黄苗气味甘寒，入足少阴、厥阴，能疗痈恶疮及金疮。地崧即天名精也，气味辛甘寒，入足厥阴、阳明，能养血熄风。青蒿气味苦寒，入足少阴、厥阴，能杀虫辟邪，治骨蒸发热，及金疮疼痛。苍耳苗气味苦辛微寒，入足厥阴，能杀痏虫，润肌肤。赤芍药气味苦平，入足厥阴，能行血中之滞。石灰气味辛温，入足厥阴，能疗金疮，止血杀虫。生艾气味苦温，入足太阴、少阴、厥阴。黄丹气味辛微寒，入足厥阴，能疗金疮，止疼痛，疡科必用之药。此因金疮疼痛，筋骨损伤，俱用凉血、表血、行血、生肌止痛之品，药既中病，病岂有不减者乎。

敛金疮口，止疼痛。**刘寄奴散。**

刘寄奴一味，为末，掺金疮口里。

释义：刘寄奴气味苦温，入足厥阴，能行血止疼，去瘀痕，治金疮，极有效验。并治汤火疮尤妙。此虽一味草药，性能行走，使气血不致凝滞，则所伤之处，自然止痛生肌耳。

宋高祖刘裕微时伐获，见大蛇长数丈，射之伤。明日复

---

① 地崧：菊科植物天名精之茎叶，亦称麦句姜、野烟，《本经》、《开宝本草》等均谓其有止血散瘀之功。

至，闻有杵臼声。往视之，见青衣童子数人，于榛①中捣药。问其故？答曰：我王为刘寄奴所射，合药敷之。帝曰：五神何不杀之？按：坊本五作王，与《南史》合。答曰：刘寄奴，王者不死，不可杀。帝叱②之，皆散。遂收药而返。每遇金疮，敷之良验。寄奴，高祖小字也。此药非止治金疮，治汤火疮至妙。《经验方》云：刘寄奴为末，先以糯米浆，用鸡羽扫伤着处，后掺药末在上，并不痛，亦无痕。大凡汤火烫著，按：宋本无火烫二字。急用盐末掺之，护肉不坏，然后药敷之。

治从高堕下，坠损恶血，骨节间疼痛。**芸苔散。**

荆芥　藕节各二两，阴干　芸苔子阴干　川芒硝　马齿苋各一两，阴干

上细末，用苏枋木半两，酒一大盏，煎至七分，调下二钱，服不拘时候。

释义：荆芥气味辛温，入足厥阴。藕节气味甘平涩，入足太阴，能消瘀血，解热毒。芸苔子气味辛温，入足厥阴，性能行走消瘀。川芒硝气味辛咸寒，入足厥阴，能升能降，能行血破瘀。马齿苋气味酸寒，入足厥阴，能散血消肿。苏枋木气味甘咸辛平，入足厥阴，能和血通瘀。再加酒煎，总欲其行血也。从高坠下，跌扑损伤，气血凝滞，以群剂消瘀行血之药，再佐以酒之升降，鲜有不效验者矣！

治腕折，伤筋损骨，疼痛不可忍。宜名**梦龟散。**按：注五字宋本无。

生地黄一斤，切　藏瓜姜糟一斤。按：宋本此下有生姜一味，注四两，切

---

① 榛：植物名，为桦木科落叶乔木。似应作"榛林"。

② 叱：原作"此"，误。

上都炒令匀热，以布裹，罨①伤折处，冷则易之。

释义：生地黄气味甘苦微寒，入手、足少阴、厥阴。藏瓜姜糟气味辛温，入足少阴、厥阴。必欲藏过瓜姜者，取性之纯粹，兼能引入筋骨也。因打扑而致腕折，筋伤骨损，疼痛难忍者，其气血必凝滞，此方取其行气和血而已。

曾有人伤折，宜用生龟。寻捕一龟将杀之。患人忽梦见龟告言曰：勿相害，吾有奇方可疗，于梦中遂授此方，用之果验。按：四字宋本无。

治打扑坠损，恶血攻心，闷乱疼痛。**水仙散。**

未展荷叶一味，阴干为末。食前以童子热小便一小盏，调下三钱，以利下恶物为度。一方用大干荷叶五片，烧令烟尽，细研，作一服，如上服之。

释义：荷叶气味苦辛平，入足少阳、厥阴。未展者，卷而未开，取其升而轻扬也。童便调送，取其咸能下降也。此药先升后降，使恶血下行，闷乱欲昏者得以心定神安矣。

长肉、止痛、生肌。**槟榔散。**

槟榔　黄连　木香各等分

上为细末，薄贴疮上，神效。

释义：槟榔气味辛温，入足太阴、阳明。黄连气味苦寒，入手少阴。木香气味辛温，入足太阴。伤损而疼痛，不能长肉生肌，由乎气味不能和畅。故以辛温，苦寒贴之，则气血流行，肌肉自然生矣。

治打扑伤损，及一切痈肿未破，令内消方。

生地黄研如泥成膏　木香细末

上以**地黄膏**，随肿大小，摊于纸上，掺木香末一层，又再摊地黄膏一层，贴肿上，不过三五度即愈。

---

① 罨（yǎn）：敷，掩覆。一种外治方法。

释义：生地黄气味甘苦微寒，入手、足少阴，厥阴，能凉血。木香气味辛温，入足太阴，能疏滞，打伤扑损，痛肿未破者，皆能内消。大凡损伤、痛肿，必因气血不宣畅。今气既得疏，血亦流行，肿岂有不消者哉？

元祐中，宗人许元公赴①省试卷，过兴国寺桥，值微雨，地滑坠马，右臂臼脱。路中一人云：急与揍入臼中，血渍臼中即难治也。仆者如其说，神已昏，亦不觉痛也。遂僦②卧轿，舁至景德。须臾，亲旧集议所医者。或云非录事巷田马骑不能了此疾。急鞭马召至，则已日暮矣。田秉烛视其面色，云：尚可治。此疾料理费力，先议所酬，方敢用药。此公去省试，止旬日，又是右臂，正妨作字，今须作两等商量。如旬日内安痊如旧，不妨就试，作一等价。如至期未能就试，即减数，别作一等价。悉如其说，遂用药封其肿黯处，至③中夜方省，达旦已痛止矣。翌日至，悉去其封，药损处已白，其瘀血青黯，已移在臂臼之上。如是数日易之，其肿黯直至肩背。于是用药下之，初下黑血一二升。三五日如旧，臂亦不痛，遂得赴试。可谓妙医矣。元公云：若在外方遭此厄，微田生，吾终作折臂鬼矣。故知堕损手足臼脱，急须揍入，不尔，终成芦节也。

宣和中有一国医，忽承快行宣押，就一佛刹医内人，限目今便行。鞭马至，则寂未有人。须臾卧轿中扶下一内人，又一快行送至，奉旨取军令状，限日下安痊。医诊视之，已昏死矣。问其从人，皆不知病之由，惶恐无地。良久，有二三老内人至，下轿环而泣之，方得其实。云：因蹴秋千，自空而下坠死。医者云：打扑伤损，自属外科。欲申明，又恐后时参差不

---

① 赴：原作"纳"，诸本同，据《普济本事方》改。

② 僦：租赁，运输。

③ 至：原作"云"，诸本同，据《普济本事方》改。

测。再视之，微觉有气。忽忆药箧中有苏合香圆，急取半两，于火上焙去脑、麝，用酒半升研化灌之。至三更，方呻吟。五更，下恶血数升。调理数日得瘥。予谓正当下苏合香圆。盖从高处坠下，必挟惊悸。血气错乱，此药非特逐瘀血，而又醒气，医偶用之，遂见功。此药居家不可缺，如气厥鬼邪，殗殜①传尸，心痛时疾之类皆治。《良方》载甚详，须自合为佳尔。

王蘧②《发背方·序》云：元祐三年夏四月官京师，疽发于背，召国医治之逾月，势益甚。徐州萧县人张生，以艾火加疮上灸之，自旦及暮，凡一百五十壮，知痛乃已。明日镊去黑痂，脓血尽溃，肤理皆红，亦不复痛，始别以药敷③之，日一易焉。易时旋剪去黑烂恶肉，月许疮乃平。是岁秋夏间，京师士大夫病疽者七人，余独生。此虽司命④事，然固有料理，不知其方，遂至不幸者，以人意论之，可为慨然。于是撰次前后所得方摸版以施，庶几古人济众之意。绍圣三年三月日题。

治诸般痈疽发背。按：宋本痈疽作痈肿。**柞木散。**

柞木叶四两，干　干荷叶　金樱根萱草也　甘草节　地榆各一两

上同锉，捣为煮散。每服半两，水二碗，煎至一碗，分两服，早、晚各一。并滓再煎一服，脓血者自干，未成者自消，忌饮食毒。

释义：柞木叶气味苦平，入足厥阴。干荷叶气味苦辛平，入足少阳、厥阴。金樱根气味甘凉，入足厥阴，能利湿解毒。甘草节气味甘平，入足太阴，最能解毒，通行十二经络。地榆

---

① 殗殜：谓病情不十分严重。《方言》："凡病而不甚曰殗殜"。

② 王蘧：宋官吏。编有《发背方》，《宋史·文艺志》作《痈疽方》。

③ 敷：原作"附"，诸本同，据《普济本事方》改。

④ 司命：诸本同，《普济本事方》作"幸运"。

气味咸苦微寒，入手、足阳明。此治痈疽发背之方也。大凡诸毒之发，皆由湿热壅痹，致气血凝滞而成。凉血之药必兼分利湿热，则源头既清，病自消散矣。

敛疮内消方。

黄明胶一两。水半升，煮化，按：宋本作消了。入黄丹一两。再煮三五沸，又放温冷，以鸡毛扫在疮口上，如未成即涂，肿处自消。

释义：黄胶气味甘平微咸，入足太阴。黄丹气味辛微寒，入足厥阴。诸疮俱因壅遏不宣，致气血凝滞。以辛凉微咸之药，使壅痹流行，则有脓者自干，肿者自消，亦一定一之理也。

治痈疽止痛。**拨毒七宝散。**

干荷叶心当中如钱片大，不计多少，为粗末。每用三匙，水二碗，慢火煎至一碗半，放温淋洗，揩干，以太白膏敷。

释义：干荷叶心当中如钱者，气味辛苦平，入足少阳、厥阴，得震卦仰盂之象。痈疽之毒，凝滞不宣，本属阴晦之象。故必以初生阳气之味升之，则窒晦之邪，亦因是而却矣。

沈遇明一方。

干荷叶一两。按：宋本无干字　藁本半两，为末，如前用。

释义：干荷叶气味苦辛平，入足少阳、厥阴。藁本气味辛温，入足太阳。亦治痈疽疼痛。以此拨之，则毒气得泄也。

太白膏。

寒水石水飞过，用腊月猪脂油调成膏。随疮大小，用薄纸摊贴之。

释义：寒水石气味甘寒，入手、足太阳，能清暑热，消肿解毒。腊月猪脂油气味甘寒，入足少阴、厥阴。此拨毒后敷贴之方也。毒虽拨出，气血犹未流畅，以甘寒利湿之品，佐以滋润之味，则毒去而肌生矣。

国老膏。

横纹甘草一斤，擘开槌碎，用水一斗，浸两宿，夏浸一宿，挼细，夹绢滤去滓，入银石器内慢火熬成膏，分作三服。每发，以温酒半升调下。更量年齿老少，分作数服。

释义：甘草气味甘平，入足太阴，通行十二经络，寒药得之缓其寒，热药得之缓其热，乃君子之药也。虽不能解毒于顷刻，然以之熬膏治痈毒者，毒去之后，元气未苏，峻补难投，故用以缓复其元。谓之国老，真功同调燮也。

令发背自溃。黄芪散。

绵黄芪细者，洗、焙，一两　甘草半两　皂角针择红紫者，锉，麸炒黄，一两

上细末。每服一钱匕，按：宋本无匕字。酒一盏，乳香一块，煎七分，去滓，食远时温服。按：宋本无食远时三字。

释义：黄芪气味甘平，入手、足太阴。甘草气味甘平，入足太阴。皂角针气味辛咸温，入手太阴、阳明、足厥阴。此方欲令发背自溃，故方中加酒，使其升至患处也。再佐乳香者，欲其引入经络也。

托里排脓。生犀散。

皂角针不计多少，粗大紫色者

上藏瓶中，盐泥固济，炭火烧过存性，放冷出，碾为细末。每服一钱，薄酒微温调下。暑月用陈米饮下。

释义：皂角针气味辛咸温，入手太阴、阳明、足厥阴。此方因发背未能有脓，用之托里排脓。薄酒调送，欲药性之直入患处也。暑月不用酒者，恐犯古所云疮家不可强发汗之意。

清心内固。黄芪圆。

绵黄芪　人参各半两。按：宋本作各一两

上细末，入真生龙脑一钱，研细，用生藕汁和圆绿豆大。每服三十圆，温熟水下，加至四十圆，日三服。

释义：黄芪气味甘平，入手、足太阴。人参气味甘温，入足阳明。又佐以生真龙脑之辛凉，入手太阴。生藕汁之甘平而润，入足太阴。此痈疾溃脓之后，本虚心热，非峻补不能固内清心，乃调元益气之方也。

治一切疮毒。**内托散。**

绿豆粉一两，细研　　通明乳香一分，慢火于银石器中炒，手指搅使干可捻，急倾①出在纸上，用扇扇冷，便研令极细用

上同研匀。凡一切恶疮，并系难名痈肿。按：宋本并作应。每用二钱至三钱，食后临卧，浓煎甘草汤调下。如打扑及诸般内损，用温酒调下。食后空心服些少即内消。大损，则血从大便出矣。

释义：绿豆粉气味甘寒，入足厥阴。乳香气味辛微温，入手、足少阴，能通瘀活血。痈毒用甘草汤送，内伤用温酒送，一取其凉血解毒，一取其引入经络。因无名肿毒之发，惟恐毒气内攻乘心，故以甘寒之品护之，再言治病，庶几于理不悖矣。

治发背痈疽，方本名**六味车螯散。**按：注七字，宋本无。

车螯壳②一、两个，泥固济，火煅存性，为末。另以瓜蒌一枚，灯心五十茎，再加甘草节二钱，按：另以瓜蒌以下十八字，宋本作瓜蒌一枚，灯心五十茎，蜜一大匙十三字。用酒一升。先煎下三味，微熟，滤去滓，用白蜜一大匙，按：六字，宋本无。调车螯末二大钱匕。不过二服，止痛去毒。

释义：车螯气味甘咸寒，入足厥阴。瓜蒌气味苦寒，入足阳明。灯心气味甘微凉，入手太阴、少阴。甘草节气味甘平解毒，入足太阴。以酒煮三味，欲药性之升也。再佐以蜜者，取

①　倾：原作"溃"，据《普济本事方》改。
②　车螯壳：始载于《本草拾遗》，为海产软体动物车螯之壳。

其甘润而能引毒下行也。此发背痈疽，疼痛便难者，使大便下行，毒气少杀，则疼痛之势自然缓矣。

治痈疽已有疮眼，未出脓，痛不可忍。用此药纴，即脓出。按：三字宋本小注。

巴豆一个，去皮膜，不去心油。盐豉十四个，口中含去皮令软。同研烂，入真麝香少许。如难圆，入少稀糊捏作饼子，或如鼠粪尖，或圆子。临时看疮口纴之，只以纸捻子送入药，便不用纸捻子。须臾必痛，忍之，良久脓出。

释义：巴豆气味辛大温，入足太阴、阳明。盐豉气味苦咸寒，入手、足太阴、阳明。少佐以麝香者，欲其香入里也。痈疽已有疮眼，不能出脓，痛不可忍，是毒不能化，所以无脓。以药为纴而即纳于患处，俾得温热之性，则气血流畅，毒自化矣。

治发背方。

草决明生用一升，捣碎。生甘草一两亦锉碎。水三升，煮取一升。温分二服。大抵血滞则生疮。肝为宿血之脏，而决明和肝气而不损元气也。

释义：草决明气味咸苦平，入足厥阴。生甘草气味甘平，生用则凉，入手、足太阴。背疮之发，由乎热毒壅滞，致气血不能流行。今治以和肝凉血之品，则正气不致受伤，而壅遏之毒亦自稍衰其势耳。

治破伤风，及打扑伤损。**玉真散。**

天南星滚汤泡洗七次。按：滚泡二字宋本无　防风各等分

上细末。如破伤风，按：宋本无风字。以药敷贴疮口，然后以温水调下一钱。如牙关紧急，角弓反张，用药二钱，童子热小便调下。或因斗殴打扑，内有伤损之人，以药二钱，温酒调下。即打伤至死，但心头微温，以童子小便调下二钱，并三服，可救二人性命。

释义：天南星气味辛温，入手、足太阴。防风气味辛甘微温，入足太阳。此治破伤风及打扑伤损之恙。以酒调送，欲药性之上行也。此真救急备用之方，不可不未雨绸缪。

类证普济本事方卷第六终

元孙源、淳校字

卷第七

宋白沙许学士原本
长洲叶桂香岩释义

诸虫飞尸鬼疰

制诸虫方，宜名芜槟圆。按：注五字周本无。

白芜荑　槟榔各一两

上为细末，蒸饼圆如梧子大。每服十五圆至二十圆，空心温汤下。按：周本无空心二字。

释义：白芜荑气味辛平，入手、足阳明，足太阴，能消积杀虫。槟榔气味辛温，入足太阴、阳明，能消积下气。此虫积为患，致腹痛不能纳食。惟恐药性之行太疾，故以蒸饼和圆，使其缓缓而行，则停滞虫积可以扫除矣。

制虫解劳，悦泽肌肤，去劳热。宜名**槟漆圆**。按：注五字，周本无。

槟榔一两半　龙胆草一两。按：周本无草字　干漆半两

上为细末，炼蜜圆如梧子大。每服十圆至十五圆。空心，熟水吞下按：周本无空心二字。

释义：槟榔气味辛温，入足太阴、阳明。龙胆草气味苦寒，入足厥阴。干漆气味辛温，入足厥阴。因虫积发热，致肌肤不润，容色不泽。以上三味，最能杀虫解热，故用之屡效。

治寸白虫方。

黑铅灰抄四钱，一服。按：诸本抄俱作炒。先吃猪肉脯少

许，一时来，却用砂糖浓水半盏调铅灰。五更服，虫尽下，白粥将息一日。又《良方》疗寸白，用锡沙、芜荑、槟榔者，极佳。按：周本锡沙作锡灰。

释义：黑铅灰气味甘寒，入足少阴，性能杀虫。先食猪肉脯少许者，以虫头下垂，引之朝上也。以糖浓水拌铅灰服，使虫尽下。之后须白粥将息一日者，不欲其留有余未尽也。此即古人所云：树德务滋，去疾务尽之意。

予宣和中每觉心中多嘈杂，意谓饮作，又疑是虫。漫依《良方》所说服之，翌日下虫二条。一条长二尺五寸，头扁阔，尾尖锐，每寸作一节，斑斑如绵纹。一条皆寸断矣。《千金方》谓：劳则生热，热则生虫。心虫曰蛔，脾虫曰寸白，肾虫如寸截丝缕，肝虫如烂杏，肺虫如蚕。五虫皆能杀人，惟肺虫为最急，盖肺虫居肺叶之内，蚀人肺系，故成瘵疾，咯血声嘶，药所不到，治之为难。有人说《道藏》中载诸虫，皆头向下行，惟是初一至初五以前头向上行，故用药者多取月朏①以前，盖谓此也。

治飞尸者，游走皮肤，穿藏府，每发刺痛，变作无常。遁尸者，附骨入肉，攻凿血脉，每发不可得近。见尸丧、闻哀哭便发。风尸者，淫濯四肢，不知痛之所在，每发昏沉，得风雪便作。沉尸者，缠骨结藏，冲心胁，每发绞切，遇寒冷便作。注尸者，举身沉重，精神错杂，常觉昏废，每节气致变，辄成大恶。皆宜用此方。

忍冬藤叶膏。按：注五字，周本无。

忍冬叶锉数斛，煮令浓，滤取汁，再熬令成膏。按：五字，周本作煎之二字。每服如鸡子大一块，开水任下，日三服。太一精神丹及苏合香圆治此疾第一。

---

① 朏（fěi）：新月开始生明。亦用为阴历每月初三日的代称。

释义：忍冬叶气味辛甘微寒，入足厥阴，性能清热解毒消肿，兼治五尸之疴，久服延年益寿，世人每忽用之。谁知至贱之物，乃有殊常之功效乎！

因死丧惊忧按：周本无死字，悲哀烦恼，感尸气而成，诸变动不已，似冷似热，风气触则发。**雄朱散。**

雄黄　朱砂　桔梗炒　羌活　当归　升麻　川乌　龙齿　犀角　赤芍药按：诸本俱无赤字　鬼箭炒　白僵蚕炒　川芎　南星炮　山栀子　陈皮　木香　白术　虎头骨醋炙。按：诸本作虎颈骨　紫苏子炒　莽草　枳壳　黄芩以上各等分　槟榔二个　麻黄半两　蜈蚣二条，酒炙　干全蝎一条，炙。按：周本作炒一分

上为细末。每服二钱，温酒调下，日三服。

释义：雄黄气味苦辛甘微温，入足厥阴，能解毒杀虫，辟邪祟。朱砂气味苦温，入手少阴。桔梗气味苦平，入手太阴。羌活气味苦辛甘平，入足太阳。当归气味苦辛甘温，入手少阴、足厥阴。升麻气味苦辛微温，入足阳明。川乌气味辛大热，入足太阴、少阴。龙齿气味凉涩，入足厥阴，能镇肝安魂。犀角气味酸咸寒，入手少阴、足厥阴。赤芍药气味苦平，入足厥阴，能行血中滞。鬼箭气味苦寒，入足厥阴，能杀虫，辟邪魅。白僵蚕气味咸辛，入手、足阳明，能引药入经络。川芎气味辛温，入足少阳、厥阴。南星气味苦辛温，入手、足太阴。山栀子气味苦寒，入手少阳、足厥阴。陈皮气味苦辛微温，入手、足太阴。木香气味辛温，入足太阴。白术气味甘温微苦，入足太阴。虎头骨气味辛微热，入足厥阴，能辟邪祟。紫苏子气味苦辛微温，入手太阴、足厥阴，能降气。莽草气味辛温，入足厥阴。枳壳气味苦寒，入足太阴。黄芩气味苦寒，入手太阴、少阳。槟榔气味辛温，入足太阴、阳明。麻黄气味辛温，入足太阳。蜈蚣气味辛温，入足厥阴，能辟邪祟。全蝎气味甘平，入足厥阴。以温酒调送，引入经络也。此治尸气所

侵，病状变态百出，故用通行十二经络之药，辟邪镇肝安魂，及苦辛升降开泄之品，必使其病却神安而后已。

顷在徽城日，尝修合神精丹一料。庚申，予家一妇人梦中见二苍头，一在前，一在后，手中各持一物。按：诸本无各字。前者云：到也未？后应云：到也。击一下，爆然有声，遂魇。觉后心一点，痛不可忍，昏闷一时许。予忽忆神精丹有此一证，取三粒，令服之，遂至府。过片时归，视之已无病矣。云：服药竟痛止神醒，今如常矣。自后凡遇相识，稍有邪气，即与一二服，无不应验。神精丹方在《千金方》中，治中风之要药，但近世少得曾青、磁石，为难合耳。

凡人平居无疾苦，忽如死人，身不动摇，默默不知人，目闭不能开，口哑不能言，或微知人，恶闻人声，但如眩冒，移时方寤。此由自汗过多，按：周本无自字。血少。气并于血，阳独上而不下，气壅塞而不行，故身如死，气过血还，阴阳复通，故移时方寤，名曰郁冒，亦名血厥，妇人多有之。宜白薇汤、仓公散。

白薇汤。

白薇　当归各一两　人参半两　甘草一分

上为粗末。每服五钱，水二盏，煎至一盏，滤去滓，温服。

释义：白薇气味苦咸微寒，入足阳明。当归气味辛甘微温，入手少阴、足厥阴。人参气味甘温，入足阳明。甘草气味甘平，入足太阴，通行十二经络。以咸苦微寒，及辛甘微温之药，和其阴阳，以甘温甘平之药，扶其正气，则病自然瘥也。

仓公散。

瓜蒂末　藜芦　雄黄　礜石煅。按：周本作矾石

上药各等分，为细末，用少许吹入鼻中。

释义：瓜蒂气味苦寒，入手阳明。藜芦气味苦寒，入手阳

明。雄黄气味苦辛甘微温，入足厥阴，能辟邪祟，解毒杀虫。礜石气味辛大热，入足厥阴。此方吹入鼻中，乃开窍之药也。如上之神识不清者，用苦寒以降之，辛温以升之，降升得平，则神清气爽矣。

腹胁疼痛方

治男子两胁疼痛。**枳实散。**

枳实一两　白芍药炒黄　雀脑芎①　人参各半两

上为细末。食前用姜、枣汤调下二钱，酒亦得，日三服。

释义：枳实气味苦寒，入足太阴。白芍药气味酸微寒，入足厥阴。雀脑芎气味辛温，入足少阳、厥阴。人参气味甘温，入足阳明。姜枣汤调送，或酒送，俱取其调和荣卫，先升后降也。男子两胁疼痛，皆由肝气乘中，故以苦寒、酸寒、辛温之药升降其气，而以甘温之品和其中，疼自止矣。

治胁肋下痛，不美食。**葛根汤。**

葛根半两　桔梗　防风　枳壳　白芍药　甘草　诃子去核。

按：周本无注　川芎　白术各一两。按：诸本俱作各一分

上药为粗末。每服四钱，水一盏半，姜、枣同煎至七分，滤去滓，温服，日三四服。

释义：葛根气味辛甘平，入足阳明。桔梗气味苦辛平，入手太阴。防风气味辛甘微温，入足太阳。枳壳气味苦寒，入足太阴。白芍药气味酸微寒，入足厥阴。甘草气味甘平，入足太阴。诃子气味温涩，入手阳明、足太阴。川芎气味辛温，入足少阳、厥阴。白术气味甘温微苦，入足太阴。因胁肋下痛，致

---

① 雀脑芎：即川芎。《本草正义》："芎䓖有纹如雀脑，质虽坚实，而性最疏通，味薄气雄，功专在气分。"

脾胃受困，纳食不美，故以升散之药鼓动脾阳，兼用和中之品佐姜、枣以和荣卫，则肝邪不致乘虚犯胃也。

治悲哀烦恼伤肝气，至两胁骨疼痛，筋脉紧急，腰脚重滞，两股筋急，两胁牵痛，四肢不能举，渐至脊膂挛急。此药大治胁痛。**枳壳煮散。**

枳壳　细辛　桔梗　防风　川芎各四两　葛根一两半　甘草二两

上药为粗末。每服四钱，水一盏半，生姜三片，煎至七分，滤去滓，空心食前温服。

释义：枳壳气味苦寒，入足太阴。细辛气味辛温，入足少阴。桔梗气味苦辛平，入手太阴。防风气味辛甘微温，入足太阳。川芎气味辛温，入足少阳、厥阴。葛根气味辛甘平，入足阳明。甘草气味甘平，入足太阴，能缓诸药之性。此由肝气不舒，故用苦降升散之药，再佐以甘缓，及姜之和荣卫，使升降不致偏胜也。

治胁痛如前，兼去手足枯瘁按：周本瘁作悴。**薏苡仁圆。**

薏苡仁一两　石斛用细者，三分　附子半两　牛膝　生干地黄各三分　细辛　人参　枳壳　柏子仁　川芎　当归各半两　甘草　川椒仁各一分

上药为细末，炼蜜圆如梧子大。每服三四十圆，温酒吞下，空心食前，日三服。圆药可食前服。煮散可食后服。两相兼服为佳。

释义：薏苡仁气味甘平淡渗，入手、足太阴。石斛气味甘平微苦咸，入足太阴、少阴、厥阴。附子气味辛咸大热，入手、足少阴。牛膝气味酸咸平，入足厥阴。生干地黄气味甘苦微寒，入手、足少阴。细辛气味辛温，入足少阴。人参气味甘温，入足阳明。枳壳气味苦寒，入足太阴。柏子仁气味辛甘微温，入手少阴、足厥阴。川芎气味辛温，入足少阳、厥阴。当归气味辛甘温，入手少阴、足厥阴。甘草气味甘平，入足太

阴。椒仁气味辛温，入足太阴、厥阴。温酒送药，引入经络也。胁痛而手足枯瘁，皆由烦恼悲哀，肝气被郁，经络废弛，故养血调气温经之药治之，则气血和平，经络自然安适也。

治因惊伤肝，胁骨里疼痛不已。**桂枝散**。

枳壳小者，一两　桂枝半两

上为细末。每服二钱，姜、枣汤调下，食远时服。按：四字周本无。

释义：枳壳气味苦寒，入足太阴。桂枝气味辛温，入足太阳。因惊伤肝，致胁骨疼痛不已，必延及太阴、太阳。故以苦寒、辛温二味护持经络，再以姜、枣之辛甘和其荣卫，则受伤之肝得安，而疼痛自然缓矣。

治胁下疼痛不可忍，兼治脚弱。**芎葛汤**。

川芎　葛根　桂枝　细辛　枳壳　人参　芍药　麻黄　防风各半两　甘草一分

上药为粗末。每服五钱，水二盏，姜三片，同煎至七分，滤去滓，温服，日三服。有汗须避风。

释义：川芎气味辛温，入足少阳、厥阴。葛根气味辛甘平，入足阳明。桂枝气味辛温，入足太阳。细辛气味辛温，入足少阴。枳壳气味苦寒，入足太阴。人参气味甘温，入足阳明。白芍气味酸微寒，入足厥阴。麻黄气味辛温，入足太阳。防风气味辛甘微温，入足太阳。甘草气味甘平，入足太阴，通行十二经络，能缓诸药之性。使以姜之辛通达表。胁下疼痛不可忍，兼有足弱不堪行走者，乃膀胱之气逆而不降，故以甘温护其中，以酸甘平缓其势，诸辛温、苦辛之品，得各行其性，鲜有气不行而疼不减者矣。

沈存中①《良方》载：向在建康，医者王琪按：周本琪作

---

① 沈存中：宋代著名科学家沈括，字存中。对医药造诣很深，著有《沈存中良方》，后人将其与苏轼医方合刊，称《苏沈良方》。

珱。言诸气唯膀胱气，胁下痛最难治，谓神保圆能治之。熙宁中，病项颈筋痛，诸医皆作风治之，数月不瘥，乃流入背脊，久之又注右臂，挛痛甚苦。忆珱语有此一证，乃合服之，一服而瘥。再发，又二服瘥。神保圆①。

治胁下风气作块，寒疝发则连少腹疼痛凑心，其积属②肝，在左③胁下，故病发则左边手足痛，头面昏痛，不思饮食。**止头痛方。**

干葛—两。按：旧钞本作干姜　麻黄三两　侧子—个　川芎　防风　枳实　芍药　桂枝　羌活　甘草　当归各四两。按：周本作各四钱

上药为粗末。每服四钱，水一盏半，姜三片，同煎至七分，滤去滓，通口服，日三四服。有汗须避风。

释义：干葛气味辛甘平，入足阳明。麻黄气味辛温，入足太阳。侧子气味辛大热，入足太阳。川芎气味辛温，入足少阳、厥阴。防风气味辛甘微温，入足太阳。枳实气味苦寒，入足太阴。白芍气味酸微寒，入足厥阴。桂枝气味辛温，入足太阳。羌活气味辛甘平，入足太阳。甘草气味甘平，入足太阴，能缓诸药之性。当归气味辛甘微温，入手少阴、足厥阴。再佐以姜之辛温和卫。盖辛热、辛温轻扬上升之药，所以直达病所，但升之太过，惟恐血受伤，故以酸甘、辛甘之品护之，庶

---

① 神保圆：方名下脱一段，诸本同。据《普济本事方》原文应为："神保圆。木香、胡椒各二钱半，干蝎十个，去毒，巴豆十个，去皮心，研。上为细末，汤释蒸饼圆麻子大，朱砂为衣。每服三粒。心膈痛，柿蒂灯心汤下。腹痛，柿蒂煨姜汤下。血痛，炒姜醋汤下。肺气甚者，白矾、蛤粉各三分，黄丹一分同研为散，煎桑根白皮糯米饮调下三钱。小喘，止用桑皮糯米饮下。肾气胁下痛，茴香酒下。大便不通，蜜汤调槟榔末一钱下。气噎，木香汤下。宿食不消，茶酒浆饮任下。"

② 心，其积属：原脱，据《普济本事方》补。

③ 左：《普济本事方》作"右"。

几两不相悖矣。

杂病_{计十二条} 按：注四字，周本无

雄黄治疮疡尚矣。《周礼·疡医》：凡疗疡，以五毒攻之。
郑康成注云：今医方合五毒之药，用黄蝥置石胆、丹砂、雄
黄、礜石、按：周本作矾石。磁石其中。烧之三日三夜，其烟
上著①，以鸡羽取之以注疮，恶肉破，骨则尽出。杨大年尝笔
记其事：有族人杨嵎按：周本嵎作峒。年少时有疡生于颊，
按：周本颊作颐。连齿辅车，外肿若覆瓯，内溃出脓血不辍，
吐之痛楚难忍。疗之百方，弥年不瘥。人语之，依郑法制药
成，注之疮中，少顷朽骨连两齿俱溃，遂愈，后便安宁。益信
古方攻病之速也。黄蝥，即瓦合也。

释义：石胆即胆矾，酸辛而寒。丹砂苦温，雄黄辛甘微
温，礜石辛而大热，磁石辛温。烧炼三昼夜，其烟上著，以鸡
羽取之，乃升药之法。黄蝥，《周礼》注作黄蝥，贾《疏》以
为黄瓦缶也。

崔元亮《海上方》治一切心痛，无问新久，以生地黄一
味，随人所食多少，捣取汁，搜面作馎饦，按：周本馎饦作馄
饨，或作冷淘。良久当利，出虫长一尺许。头似壁宫，后不复
患。刘禹锡《传信方》：贞元十年，通事舍人崔抗女患心痛，
气垂绝，遂作地黄冷淘，食之便吐一物，可方一寸以来，如虾
蟆状，无目足等，微似有口，盖为此物所食也，自此顿愈，面
中忌用盐。

释义：生地黄气味甘苦微寒，入手、足少阴，厥阴。捣汁
和以面者，以五谷之气，令其入胃也。此心痛有虫，久不得

---

① 著：原作"者"，据《普济本事方》改。

愈。以苦寒之药佐以面，引虫上逆而出也。

唐峡州王及郎中充西路安抚使判官，乘骡入骆谷，及宿，有痔疾，因此大作。其状如胡瓜贯于肠头，热如溏灰火。至驿僵仆。主驿吏云：此病某曾患来，须灸即瘥。用柳枝浓煎汤，先洗痔，便以艾炷灸其上。连灸三五壮，忽觉一道热气入肠中，因大转泻，先血后秽，一时至痛楚。泻后遂失胡瓜，登骡而驰。

释义：柳枝气味苦寒，入手阳明。艾气味苦温，入足三阴。此治痔疾之要方也。肠中蕴热，故以苦寒之药煎汤熏洗，再以苦温之味灸之，则肠头得苦而收，病乃去耳。

服桑枝法：以桑枝一小升，细切炒香。以水三大升，煎取二升，一日服尽，无时。《图经》云：桑枝性平，不冷不热，可以常服，疗体中风痒干燥，脚气风气，四肢拘挛，上气眼晕，肺气嗽①，消食，利小便，久服轻身，聪明耳目，令人光泽，兼疗口干。《仙经》云：一切仙药，不得桑煎不服。出《抱朴子》。政和间，予尝病两臂痛，服诸药不效，依此作数剂，臂痛寻愈。

释义：桑枝气味苦甘辛凉，入手、足阳明、厥阴，久服凉血舒筋，轻身明目。此因四肢拘挛，两臂痛楚。或煎汤，或熬膏，久远服之，自有裨益也。

治目方用黄连多矣，而**羊肝圆**尤奇异。用黄连末一两，白羊子肝一具，去膜，同于砂盆内研令极细，众手为圆如梧子大。每服以温水下三十圆，连作五剂。但是诸眼目疾，及翳障青白皆治。按：诸本白俱作目。忌猪肉、冷水。唐崔承元居官时治一死囚，出活之，囚后数年以病目致死。按：周本目作自。一旦，崔为内障所苦，丧明逾年，后夜半叹息独坐，忽闻

---

① 肺气嗽：《普济本事方》作"肺气咳嗽"。

阶除窸窣之声。崔问为谁？徐曰：是昔年蒙活之囚，今故报恩
至此。遂以此方告，言讫而没。崔依此方合服，不数月，眼
复明。

释义：黄连气味苦寒，入手少阴。白羊肝气味苦寒，入足
厥阴。此治目疾之方，因操持谋虑，用心太过，厥阴上升，肝
阴必致内耗，每每伤目者多。故一味泻心火，兼以血肉之养
肝，宜其效验之捷耳。

江右尝有商人左膊上有疮如人面，亦无他苦。商人戏滴酒
口中，其面亦赤色。以物食之，亦能食，食多则觉膊内肉胀
起，或不食之，则一臂痹。有善医者，教其历试诸药，不拘草
木之类。悉试之，无所苦，至贝母，其疮乃聚眉闭口。商人喜
曰：此药可治也。因以小苇筒毁其口灌之，数日成痂，遂愈。
然不知何疾也。

释义：贝母气味苦甘微寒，入手太阴、少阴，能解肺热，
散心胸郁结之气。凡痛疽痒之患，无过气血凝滞，郁遏而成。
贝母能使气机流畅，解散郁热，故遂成痂也。

唐郑相公云：予为南海节度使，时年七十有五。按：诸本
俱无使时年三字。越地卑湿，伤于内外，众疾俱作，阳气衰
绝。乳石补益之药，日投终不应。按：五字，周本作一日端不
应，旧钞本作百端不应。元和七年，有诃陵国舶主李摩诃献此
方，经七八日而觉应验，自尔常服，其功神效。十年二月罢郡
归京，录方传之。其方用破故纸十两，拣洗为末。用胡桃肉去
皮二十两，研如泥，即入前末，更以好炼蜜和匀如饴，盛磁器
中。每日按：周本作旦日。以温酒化药一匙服之。不饮酒者，
温熟水化下。弥久则延年益气，悦心明目，补添筋骨。但禁食
芸苔、羊血，番人呼为**补骨脂圆**。

释义：破故纸气味辛大温，入足太阴，兼入命门。胡桃肉
气味温涩，入足少阴。此下焦阳气衰微，筋骨懈弛，耳目昏愦

者，他药皆无效验，惟此服之，自有神效也。

江陵府节度使，按：坊本有成讷二字。进**豨莶圆**方云：臣有弟诉，按：周本及坊本诉作讹。年三十一，中风，床枕五年，百医不瘥。有道人钟针者，因睹此患，曰：可饵豨莶圆，必愈。其药多生沃壤，按：周本及坊本多作久。五月间采收，洗去泥土，摘其叶及枝嫩头曝干，铺甑中，层层洒酒与蜜，按：九字，诸本无。九蒸九曝，不必太燥，但取熟为度。按：周本熟作蒸，坊本作足。细末之，蜜和圆如梧子大，空心服，温酒或米饮送下二十圆至三十圆。所患忽加，不得忧虑，加至四十圆，按：坊本作四千圆。必复如故。至五十服，按：坊本作五千圆。当复如丁壮。奉敕宣付医院详录之。又知益州张咏进表云：臣因葺龙兴观，按：周本及坊本葺作换。掘得一碑，内说修养气术并药方二件。依方差人访问，采觅其草，颇有异，金棱紫线，素根紫荄，按：紫线，坊本作银线。此节坊本异同俱与《本草纲目》所引合。惟素根《纲目》作素茎。对节而生。蜀号火杴，茎叶颇同苍耳。谁知至贱之中，乃有殊常之效。臣自吃至百服，眼目清明。服至千服，髭鬓乌黑，筋力矫①健，效验多端。臣本州有都押衙罗守一，曾因中风坠马，失音不语，臣与十服，其病立瘥。又和尚智岩，按：周本及坊本岩作严。年七十患偏风，口眼㖞斜，时时吐涎。臣与十服便得瘥。今合一百剂，差职员史元表进。

释义：豨莶草气味苦寒，入足少阴、厥阴，主治内风四肢麻痹，足膝酸弱无力，久服有验。虽至贱之品，诚有殊常之效。

唐柳州②纂《救三死方》云：元和十二年二月得脚气，夜

---

① 矫：原作"校"，据文义改。

② 唐柳州：唐代文学大家柳宗元，因参与王叔文集团革新，失败后被贬为柳州刺史，故称柳柳州或唐柳州。

半痞绝，胁中有块大如石，且死，困塞不知人，搐搦上视，按：四字，周本无三日。家人号哭。荥阳郑洵美传**杉木汤**方，服后半食顷，按：周本作日。大下三次，气通块散。其方用杉木节六升，按：各本俱作一大升。橘叶一升，无叶以皮代之。大腹槟榔七个，连子碎之，按：周本连作合。用童子小便三大升，共煮一升半，分二服。若一服得快利，停后服。以前三死皆死矣，会有教者，皆得不死，恐他人不幸有类予病，故录传焉。

释义：杉木节气味辛微温，入足太阴、厥阴。橘叶气味辛温，入足厥阴。槟榔气味辛温，入足太阴。此治脚气上攻，胁有块痞如石欲死者。以童便煎服，取其咸能软坚、使气逆得下泄，自然效验矣。

崔给事顷在泽潞与李抱真作判官。李相方以球杖按球子，其军将以杖相格，承势不能止，因伤李相拇指，并爪甲擘裂，遽索金疮药裹之。强坐，频索酒，饮至数杯，已过量，而色愈青，忍痛不止。有军吏言：取葱新折者，按：周本言作官。便入溏灰火煨热，剥皮擘开，其间有涕，取罨损处。仍多煨取，续续易热者。凡三易之，面色却赤。斯须云：已不痛。按：诸本忆作又。凡十数度易，用热葱并涕裹缠其指，遂毕席笑语。

释义：葱气味辛微温，入手太阴、足厥阴。煨热用能治打扑损伤，以其能活血，亦能止血也。

驴尿治反胃。《外台》载：昔幼年曾经患此疾，每食饼及羹粥等，须臾吐出。贞观中，许奉御兄弟及柴、蒋等时称名医，奉敕令治。罄竭其术，竟不能疗。渐至羸惫，死在朝夕。忽有一术士云：按：周本术作卫。服驴小便极验。日服二合，后食，惟吐一半，晡时又服二合，人定时食粥，吐即便定，迄至今日午时奏知。大内中五六人患反胃，同服之，一时俱瘥。但此药稍有毒，服时不可过多，盛取须热服二合。按：周本须作及。病深者七日以来服之，良验。

释义：驴尿气味辛寒，入足阳明、厥阴，能治白玷气，耳聋，及噎膈反胃。以其性之寒而能降也。

葛洪云：鬼疰者，是五尸之一疰。又挟诸鬼邪为害。按：周本挟作状。其病变动，乃有三十六种至九十九种。大略使人寒热淋沥，沉沉默默，不的知其所苦，无处不恶，累年积月，渐就沉滞，以至于死。传与傍人，乃至减门。觉如是候者，急治獭肝一具，阴干，杵细末，水服方寸匕，日三服。未知再作服。《肘后方》云：此方神良。宣和间，天庆观一法师行考讼极精严。时一妇人投状，述患人有祟所附。须臾召至，附语云：非我为祸，别是一鬼，亦因病人命衰为祟尔。渠今已成形，在患人肺中为虫，食其肺系，故令吐血声嘶。师掠之云：此虫还有畏忌否？久而无语。再掠之良久，云：容某说，惟畏獭爪。屑为末，以酒服之则去矣。患家如其言得愈。此乃予目所见也。究其患亦相似，獭爪者，殆獭肝之类欤。

释义：獭肝、獭爪气味甘咸温，通行十二经络，能治鬼疰蛊毒，及传尸劳瘵，五尸与尸劳之恙，沉沉默默，不知病之所苦，积年累月，淹滞至死。是五脏六腑皆为传染，故必用獭肝、獭爪以搜逐之，使其无处留著耳。

卷第八

宋白沙许学士原本

长洲叶桂香岩释义

伤寒时疫

治太阳中风，阳脉浮，阴脉弱，发热汗出，恶寒，按：诸本寒作风。鼻鸣干呕。**桂枝汤**。今伤寒古方谓之中风。按：注九字，诸本无。

桂枝　芍药各一两半　甘草一两，炙

上为粗末。每服五钱，按：四字，周本作抄五钱。水一盏半，生姜三片，枣一枚，同煎至八分，去滓温服。若二、三月病温，宜阳旦汤。

释义；桂枝气味辛温，入足太阳，能使风邪达表。白芍药气味酸微寒，入足厥阴，能和阴守正。甘草气味甘平，入足太阴，通行十二经络，能缓诸药之性。此伤寒风邪中太阳，而致阳脉浮，阴脉弱，发热恶寒，鼻鸣干呕者。以辛甘化其阳，酸甘化其阴，姜之辛温泄其卫，枣之甘缓泄其荣，得微汗出，风邪散而卫气和矣。

治太阳病头痛发热，身疼恶风，无汗而喘。**麻黄汤**①。

麻黄去节，百沸汤煮去黄汁，焙干，一两半　桂枝一两　甘草半两

---

① 麻黄汤：《普济本事方》所引麻黄汤由麻黄、桂枝、杏仁、甘草四药组成，而叶氏《释义》诸版本均缺杏仁。

上为粗末。每服五钱，水一盏半，煎至八分，去滓温服。

加减法①并依《活人书》。仲景论伤寒，一则桂枝，二则麻黄，三则青龙。桂枝治中风，麻黄治伤寒，青龙治中风见寒脉，伤寒见风脉。三者如鼎立，人皆能言之，而不晓前人处方用药之意，故医者多不用，无足怪也。且脉浮而缓者，中风也。故啬啬恶寒，淅淅恶风，翕翕发热。仲景以桂枝汤对之。脉浮紧而涩者，伤寒也，故头痛发热，身疼腰痛，骨节疼痛，恶风无汗而喘，仲景以麻黄汤对之。至中风脉浮紧，伤寒脉浮缓，仲景皆以青龙汤对之何也？余尝深究此三者，若证候与脉相对，用之无不应于手而愈。何以言之？风伤卫，卫气也。寒伤荣，荣血也。荣行脉中，卫行脉外。风伤卫则风邪干阳气，按：周本干作中。阳气不固则发越为汗，是以自汗而表虚，故仲景用桂枝以发其邪，芍药以治其血。盖中风则病在脉之外，而其病稍轻，虽同曰发汗，特解肌之药耳。故仲景于桂枝证云：令半身漐漐微似有汗者佳，不可如水淋漓，病必不除。是知中风不可大发汗，汗过多则反动荣血，邪气乘虚而袭之，故病不除也。寒伤荣则寒邪入阴血，而荣行脉中者也。寒邪居脉中，非特荣受病邪自内作，则并与卫气犯之，久则浸淫及骨，是以汗不出而热，齿干以烦冤。仲景以麻黄发其汗，又以桂枝、甘草助其发散，欲涤除内外之邪，荣卫之病耳。大抵二药皆发汗，而桂枝则发其卫之邪，麻黄并荣卫治之，亦自有浅深也。何以验之？仲景桂枝第十九证云：病常自汗出者，此为荣气和。荣气和者，外不谐，以卫气不共荣气和谐故尔。荣行脉中，卫行脉外，复发其汗，荣卫和则愈，宜桂枝汤。又第四十

---

① 加减法：《普济本事方》原文为："伤寒热病药性须凉，不可大温。夏至后，麻黄汤须加知母半两、石膏一两、黄芩一分。盖麻黄性热，夏月服之有发黄斑出之失。惟冬及春，与病人素虚寒者，乃用正方，不有加减。"原书无"并依《活人书》"五字。

九证云：发热汗出者，此为荣弱卫强，故使汗出，欲救邪风，宜桂枝汤。是知中风汗出者，荣和而卫不和也。又第一卷云：寸口脉浮而紧，浮则为风，紧则为寒，风则伤卫，寒则伤荣。荣卫俱病，骨节烦疼，当发其汗。是知伤寒脉浮紧者，荣卫俱病也，麻黄汤中并用桂枝，此仲景之意也。至于青龙，虽治伤风见寒脉，伤寒见风脉之病，然仲景云：汗出恶风者，不可服之。服之厥逆，便有筋惕肉𥆧之证。故青龙一汤尤难用。按：周本汤作证。须是形证谛当，然后可行，故王寔①大夫证治，止用桂枝麻黄各半汤，盖慎之也。

释义：麻黄气味辛温发散，入足太阳。桂枝气味辛温达表，入足太阳。甘草气味甘平，入足太阴，能缓诸药之性。太阳中寒，以致头痛发热，身疼恶风，无汗而喘者。寒邪入中太阳，非大辛温之药不能表散，惟恐药性之猛烈，故必以甘缓佐之，使药力恰中病所也。

桂枝加附子汤。

前方桂枝汤内加附子半两，如前入姜、枣同煎。

释义：即前桂枝汤也，加附子，以其气味辛咸大热，入手、足少阴。乃发汗大过，而致漏不止，恶风，小便难。四肢微急，难以屈伸者，是误汗伤阳，惟恐寒邪入阴，故必以辛咸大热之品理阳，兼和荣卫也。

有一士得太阳病，因发汗，汗不止，恶风，小便涩，足挛曲而不伸。予诊其脉浮而大。浮为风，大为虚。予曰：在仲景方中有两证，大②同而小异。一则小便难，一则小便数，用药稍差，有千里之失。仲景第七证云：太阳病，发汗遂漏不止，其人恶风，小便难，四肢微急，难以屈伸者，桂枝加附子汤。

① 王寔：宋医学家，字仲弓，为名医庞安常高足，著有《伤寒证治》。
② 大：原作"夫"，据《普济本事方》改。

137

第十六证云：伤寒脉浮，自汗出，小便数，心烦，微恶寒，脚挛急，反以桂枝汤攻其表，此误也。得之便厥，咽中干，烦躁吐逆。一则漏风，小便难。按：周本难作涩。一则有汗，小便数，或恶风，或恶寒，病各不同也。予用第七证桂枝加附子汤，三啜而汗止，复佐以甘草芍药汤，足便得伸。其第十六证治法见本方。

桂枝加厚朴杏子汤。

桂枝去皮　芍药各一两　甘草六钱三字　厚朴六钱三字　杏仁去皮尖，十七个

上药锉如麻豆大。每服五大钱，按：五字，周本作抄五大钱。水一盏半，生姜五片，肥枣二枚，擘破，同煎至八分，去滓温服，复取微汗。

释义：桂枝气味辛温，入足太阳。白芍药气味酸微寒，入足厥阴。甘草气味甘平，入足太阴。厚朴气味辛温，入手、足太阴。杏仁气味苦温，入手太阴。此治太阳病表未解而微喘者。表邪不解，肺气壅遏，不能下降。用苦辛温之药，使阴浊下行，宜其奏功之捷耳。

戊申正月，有一武臣为寇所执，置舟中横板下数日，得脱归。乘饥恣食，良久解衣扪虱，次日遂作伤寒。自汗而胸膈不利。按：周本无胸字。一医作伤寒而下之，一医作解衣中邪而汗之，杂治数日，渐觉昏困，上喘息高。医者仓皇失措。予诊之曰：太阳病下之，表未解，微喘者，桂枝加厚朴杏仁汤，此仲景之法也。指令医者急治，药一啜喘定，再啜漐漐微汗，至晚身凉而脉已和矣。医者曰：某平生不曾用仲景方，不知神捷如是。予曰：仲景之法，岂诳后人也哉？人自寡学，无以发明耳。

大柴胡汤。

柴胡二两　黄芩　芍药各三分　半夏六钱二字。按：周本二作三

枳实二枚，炒　大黄半两。伊尹《汤液论》大柴胡同姜、枣共八味，今监本无大黄，或脱之也

上为粗末。每服五钱，按：四字，周本作抄五钱。水一盏半，生姜五片，肥枣一枚擘破，煎至八分，去滓温服，以利为度。未利又服。

释义：柴胡气味辛甘平，入足少阳。黄芩气味苦寒，入手太阴、少阳。白芍药气味酸微寒，入足厥阴。半夏气味辛温，入足阳明。枳实气味苦寒，入足太阴。大黄气味苦寒，入足阳明，有斩关夺门之能。姜之辛以和卫，枣之甘以和荣。此伤寒风邪不解，内结在里，往来寒热，脉洪大者，三焦皆被无形之邪蒙混，非升散之药兼以下夺，岂能一旦扫除哉？

尝记有人病伤寒，必先喜呕，按：周本作心烦喜呕。后来寒热①。医以小柴胡与之，不除。予曰：脉洪大而实，热结在里，小柴胡安能去之？仲景云：伤寒十余日，热结在里，复往来寒热者，与大柴胡汤，三服而病除。盖大黄荡涤蕴热，伤寒中要药也。王叔和云：若不用大黄，何以名大柴胡？按：何以，周本作即不。大黄不须酒洗，按：周本作须是酒洗。生用为有力。昔后周姚僧坦②，按：诸本俱作坦，考《北史》本传作垣，后仕北周，而此则在梁时事。名医也，帝因发热，欲服大黄药。僧坦曰：大黄乃是快药，至尊年高，不宜轻用。帝不从，服之遂至不起。及元帝有疾，诸医皆谓至尊至贵，不可轻服，宜用平药。僧坦曰：脉洪而实，必有宿食，不用大黄，必无瘥理。元帝从之，果下宿食而愈。合用与不合用，必心下明了谛当，然后可。又记有人病伤寒，身热目痛，鼻干不得卧，

139

---

① 后来寒热：《普济本事方》作"往来寒热"。
② 姚僧坦：坦，当作"恒"。南北朝北周医家，字法卫，吴兴武康人，撰有《集验方》。

大便不通，尺寸脉俱大，已数日。一夕汗出，予谓速以大柴胡下之。医者骇曰：阳明自汗，津液已漏，法当行蜜兑，何苦须用大黄药？予谓曰：子只知抱稳，若用大柴胡，此仲景不传之妙法。公安能知之？予力争，竟用大柴胡，二服而愈。仲景论阳明病多汗者急下之，人多谓已是自汗，若更下之，岂不表里俱虚。又知论少阴证云：少阴病一二日，口干燥者，急下之。人多谓病发于阴，得之日浅，但见干燥，若更下之，岂不阴气愈盛。举此二者，则其他疑惑处不可胜数。此仲景之书，世人罕读也。予以为不然①，仲景称急下者，亦犹急当救表，急当救里。凡称急者有三处，谓才觉汗多，未至津液干燥便速下之，则为径捷，免致用蜜兑也。若胸中识得了了，方可无疑。若未能了了，误用之，反不若蜜兑为稳也。

又记一乡人伤寒身热，大便不通，烦渴郁冒。医者用巴豆药下之，顷得溏利，病宛然如旧。予视之，阳明热结在里，非大柴胡、承气等不可。巴豆止去积，安能荡涤邪热蕴毒邪。急进大柴胡等，三服得汗而解。尝谓仲景一百一十三方，为圆者有五。如理中、陷胸、抵当、乌梅、麻仁是已。但理中、陷胸、抵当，皆大弹子②，煮化而服，与汤、散无异。至于麻仁治脾约，乌梅治湿蟹，皆用小圆以达下部。其他逐邪毒，攻坚癖，导瘀血，润燥屎之类，按：周本攻作破。皆凭汤剂，未闻用巳豆小圆药以下邪气也。既下而病不除，不免重以大黄、朴硝下之，安能无损也哉！

治湿温多汗。**白虎加苍术汤。**

知母六两　甘草炙，二两　石膏生，一斤。按：诸本无生字　苍术
白粳米各三两

---

① 不然：原作"下然"，据《普济本事方》改。
② 皆大弹子：《普济本事方》作"皆大如弹子"。

上药锉如麻豆大。每服四大钱，水一盏半，煎至八分，去滓，取六分清汁，温服。

释义：知母气味苦寒，入足阳明。甘草气味甘平，入足太阴。石膏气味辛寒，入手太阴、足阳明。苍术气味苦辛温，入足太阴。白粳米气味甘平，入手、足太阴。此治暑湿相搏而为湿温病者。以苦寒、辛寒之药清其暑，以辛温雄烈之药燥其湿，而以甘平之药缓其中，则贼邪、正邪皆却，病自安矣。

癸丑年，故人王彦龙作毗陵推官。季夏得疾，胸项多汗，两足逆冷，谵语。医者不晓，杂进药已经旬日。予诊之，其脉关前濡，关后数。予曰：当作湿温治。盖先受暑，后受湿，暑湿相搏，是名湿温。先以白虎加人参汤，次以白虎加苍术汤。头痛渐退，足渐温，汗渐止，三日愈。此病名贼邪，误用药，有死之理。一医难曰：何名贼邪？予曰：《难经》论五邪，有实邪、虚邪、正邪、微邪、贼邪。从后来者为虚邪，从前来者为实邪，从所不胜者为贼邪，从所胜者为微邪，自病者为正邪。又曰：假令心病中暑为正邪，中湿得之为贼邪。今心先受暑而湿邪胜之，是水克火，从所不胜，斯谓之贼邪。此五邪之中最逆也。《难经》又云：湿温之脉，阳濡而弱，阴小而急，濡弱见于阳部，湿气搏暑也。小急见于阴部，暑气蒸湿也。故经曰：暑湿相搏，名曰湿温，是谓贼邪不特此也。予素有停饮之疾，每至暑月，两足汗漐漐未尝干，每服此药二三盏，即便愈。

黄芪建中加当归汤。

黄芪　当归各一两半　　白芍药三两　　桂枝一两一分　　甘草一两

上为粗末。每服五钱，生姜三片，枣一枚，擘去核，水一盏半，同煎至八分，去滓，取七分清汁，日三服，夜二服。尺脉尚迟，再作一剂。

释义：黄芪气味甘平，入手、足太阴。当归气味辛甘微温，入手、足少阴，足厥阴。白芍药气味酸微寒，入足厥阴。桂枝气味辛温，入足太阳。甘草气味甘平，入足太阴。姜、枣之辛甘和荣卫。此建中汤也。以之治伤寒头疼烦渴，脉浮数而无力，尺以下迟而弱者，未可表散发汗故也。司是术者，当细心斟酌焉。

　　昔有乡人邱生者，病伤寒，予为诊视。发热头疼，烦渴，脉虽浮数而无力，尺以下迟而弱。予曰：虽属麻黄证，而尺脉迟弱。仲景云：尺中迟者，荣气不足，血气微少，未可发汗。予于建中汤加当归、黄芪令饮，翌日脉尚尔。其家煎迫，日夜督与发汗药去，按：督与，周本作促。几不逊矣。予忍之，但只用建中调荣而已。至五日，尺部方应，遂投麻黄汤。啜至第二服，发狂，须臾稍定，略睡，已得①汗矣。信知此事是大难事，按：四字，周本作是难是难。仲景虽云：不避晨夜，即宜便治。然医者亦须顾其表里虚实，待其时日。若不循次第，即暂时得安，亏损五脏，以促寿限，何足贵也？《南史》记范云初为梁武帝属官，武帝有九锡之命，在旦夕矣。云忽感伤寒之疾，恐不得预庆事。召徐文伯②诊视，以实恳之曰：可得便愈乎？文伯曰：便瘥甚易，只恐二年后不复起耳。云曰：朝闻道，夕死犹可，况二年乎？文伯以火烧地布桃叶，按：周本作桃柏叶。设席置云于上，顷刻汗解，裹以温粉，按：周本裹作裈，坊本作扑，翌日遂愈。云甚喜，文伯曰：不足喜也。后二年果卒。夫取汗先期，尚促寿限，况不顾表里，不待时日，但欲速效乎？每见病家不耐，病未及三四日，昼夜促汗，医者随情顺意，鲜不败事。故予书此，为医者之戒。

_____

① 得：原作"中"，据《普济本事方改》。
② 徐文伯：南北朝齐医家，字德秀，撰有《徐文伯药方》等书。

蜜兑法①

《必用方》中制度甚详。

释义：蜂蜜气味甘平，入手少阴、厥阴、阳明。伤寒自汗，大便不通，小便利，津液少，口干燥，其脉大而虚，未可汤药荡涤，而用此法，效验尤速，何者？以发热大汗之后，恐更伤津液耳。

有一士人家病者二人，皆旬日矣。一则身热无汗，按：周本无作发。大便不通，小便如涩，按：周本涩作经，坊本作金。神昏如睡。诊其脉长大而实。按：周本实作虚。予用小承气汤下之而愈。按：小承气之小，诸本俱无。一则阳明自汗，大便不通，小便利，津少，口燥，其脉亦大而虚，予作蜜兑，三易之，下燥屎，得溏利而解。其家问曰：皆阳明大便不通，何治之异？予曰：二证虽相似，然自汗，小便利者，不可荡涤五脏，为无津液也。然则伤寒大证相似，两证稍有不同者，按：周本两作与。要在变通，仔细斟酌。正如格局看命，虽年、月、日、时皆同，而贵贱穷通不相侔者。于一时之中，又有浅深，故治法不可不谨。

143

治阴中伏阳。**破阴丹。**

硫黄　水银各一两　陈皮　青皮去白，各半两，为末

上先将硫黄置銚子内熔化，次下水银。用铁杖子打匀，令无星，倾入黑茶盏内研细。入下二味，匀研，用厚面糊圆按：周本面作麸如桐子大。每服三十圆。如烦躁，冷盐汤下。如阴证，冷艾汤下。

释义：硫黄气味辛大热，入命门。水银气味辛寒，能行九

---

① 蜜兑法：叶氏在此处删略。《普济本事方》原文为："蜜四两，铜器中文武火煎之稍凝如饴状，搅之勿令焦，候可圆，即取出捻作梃，如指许长二寸。当热时即作，令头锐，纳谷道中，以手急抱定，欲大便时去之。未利再作。"

窍，伏五金为泥。陈皮气味苦辛微温，入手、足太阴。青皮气味辛酸平，入足少阳、厥阴。厚面糊圆，缓其药性也。此阴中伏阳之证，冷热皆在难投，故以冷汤送药，排闼①直入，则所伏之阳得透，自必汗出而解矣。今之司是术者。宜潜心体察焉。

顷年乡人李信道得疾，六脉沉不见，深按至骨则若有力，按：周本若字作弦紧。头疼，身温烦躁，指末皆冷，中满恶心。两更医矣，医皆不识，止供调气药。予因诊视曰：此阴中伏阳也。仲景法中无此证，世人患此者多。若用热药以助之，则为阴邪隔绝，不能导引真阳，反生客热。若用冷药，则所伏真火俞见消灼。须用破散阴气，导达真火之药，使火升水降，然后得汗而解。予授此药二百粒，作一服，冷盐汤下。不半时，烦躁狂热，手足躁扰，按：周本躁作燥。其家大惊。予曰：此俗所谓换阳也，无恐。须臾稍定，略睡，已是汗矣。自昏达旦方止，身凉而病除。

治妇人室女伤寒发热，或发寒热，经水适来或适断，昼则明了，夜则谵语，按：周本谵多作严。如见鬼状。亦治产后恶露方来，忽尔断绝。**小柴胡加地黄汤。**

柴胡一两一分　人参　半夏汤洗七次　黄芩　甘草　生干地黄各半两。按：周本无干字

上为粗末。每服五钱，水二盏，生姜五片，枣二枚，擘去核，同煎至八分，去滓温服。

释义：柴胡气味辛甘平，入足少阳。人参气味甘温，入足阳明。半夏气味辛温，入足阳明。黄芩气味苦寒，入手太阴、少阳。甘草气味甘平，入足太阴，能缓诸药之性。生干地黄气味甘苦微寒，入手、足少阴、厥阴。姜、枣之辛甘入荣卫。妇

---

① 闼（tà）：小门。

人病伤寒，或发寒热，经水适来适断，昼则明了，夜则谵语，如见鬼状，谓之热入血室。外邪已入血分，更恐其深入至阴之处，故用小柴胡汤加生地以凉其血分，则热缓而神安矣。

辛亥间寓居毗陵，学官王仲礼其妹病伤寒，发寒热，遇夜则如有鬼物所凭，六七日，忽昏塞，涎响如引锯，牙关紧急，瞑目不知人，疾势极危，召予视之。予曰：得病之初，曾值月经来否？其家云：月经方来，病作而经遂止，得一二日，即发寒热，昼虽静，夜则有鬼祟。从昨日来涎生不省人事。予曰：此热入血室之证也。仲景云：妇人中风，发热恶寒，经水适来，昼则明了，暮则谵语，如见鬼状，发作有时，此名热入血室。医者不晓，以刚剂与之，遂致胸膈不利，涎潮上脘，按：周本脘作管。喘急息高，昏冒不知人。当先化其涎，后除其热。予急以一呷散投之。两时顷，涎下得睡，即省人事。次以小柴胡加地黄汤，三服而热除，不汗而自解矣。

又记一妇人患热入血室证，医者不识，用补血调气药，迁延数日，按：周本迁延作涵养。遂成血结胸。或劝用前药。予曰：小柴胡用已迟，不可行也。无已，则有一焉，刺期门穴斯可矣。但予不能针，请善针者治之。如言而愈。或问曰[1]：热入血室，何为而成结胸也？予曰：邪气传入经络，与正气相搏，上下流行。或遇经水适来适断时，邪气乘虚而入血室，血为邪迫，上入肝经，肝受邪则谵语而见鬼。后入膻中，则血结于胸也。何以言之？妇人平居，水当养于木，血当养于肝也。方未受孕，则下行之以为月水。既妊娠，则中畜之以养胎。及已产，则上壅之以为乳。皆血也。今邪气逐血并归肝经，聚于膻中，结于乳下，故手触之则痛，非汤剂可及，故当刺期门也。《活人书》海蛤散治结胸证，今具于后。

---

[1] 曰：原作"田"，诸本同，刻误。

妇人伤寒，血结胸膈，揉而痛，不可抚近。**海蛤散**。

海蛤　滑石　甘草各一两　芒硝半两。按：周本消作硝

上为细末。每服二钱，鸡子清调下。

释义：海蛤气味咸平，入足厥阴。滑石气味甘凉淡渗，入手太阴、太阳、阳明。甘草气味甘平，入足太阴，通行十二经络，能缓诸药之性。芒硝气味咸寒，入手、足太阳、阳明、厥阴，能引药直达下焦。凡妇人伤寒，邪气并入血分，血结在里，胸膈痛不可按者，由乎小肠不通。膻中血聚，气机不得流行，故药用咸味。以鸡子清调送，亦取咸能润下之意，以咸能入血，咸能软坚也。小肠通利，则胸膈血散。膻中血聚，则小肠壅。小肠壅则膻中血不流行，宜此方。若小便血数行，更宜桂枝红花汤，发其汗则愈。《活人书》云：此方疑非仲景方，然其言颇有理，姑存之。

治太阳病汗过不解，头眩筋惕肉瞤。**真武汤**。

茯苓　芍药各三分。按：周本作各三两　熟附子一枚　生白术半两

加减法从本方①。

上为粗末。每服五钱，按：四字，周本作抄五钱。生姜五片，水一盏半，煎至八分，去滓温服，日三服。

释义：茯苓气味甘平淡渗，入足阳明，能引药入于至阴之地。白芍药气味酸微寒，入足厥阴，能和阳益阴。附子气味辛咸大热，入手、足少阴，能换回阳气。白术气味甘温微苦，入足太阴，能止汗固表。生姜气味辛温，入手、足太阴，能引药达表。此因伤寒太阳病，身热微汗，脉弱恶风，误投表汗之药

---

① 加减法从本方：《普济本事方》无此六字。原文为："若小便利者去茯苓。下利者去芍药，加干姜二分。呕者去附子，加生姜二两。咳者加五味子六钱一字，细辛一分，干姜一分。日三服。"

致汗不止，变见诸证者，非此不能救。若得阳回表固，神识渐安，再商善后之计耳。

乡里有姓京者，以鬻绳为业。子年三十，初得病，身微汗，脉弱恶风。医以麻黄汤与之，汗遂不止，发热，心多惊悸，夜不得眠，谵语，不识人，筋惕肉瞤，振振动摇。医者进惊风药。予曰：此强汗之过也。仲景云：脉微弱，汗出恶风者，不可服青龙汤。服之则筋惕肉瞤。此为逆也，惟真武汤可救。连进三服，继以清心圆，竹叶汤送下，按：二字周本无。数日遂愈。

白虎加人参汤。

方见《活人书》第六十五证。

有一人病，初呕吐，俄为医者下之，已七八日而内蒸发热。予诊之曰：当用白虎加人参汤。或曰：既吐复下，且重虚矣，白虎可用乎？予曰：仲景云：若吐下后七八日不解，热结在里。表里俱热者，白虎加人参汤，此正相当也。盖始吐者，热在胃脘，而脉至今虚且大，按：周本虚且作虚虚。遂三投白虎汤而愈。仲景既称伤寒，若吐下后七八日不解，热结在里，表里俱热者，白虎加人参汤主之。又云：伤寒脉浮，发热无汗，其表不解，不可与白虎汤。又云：伤寒脉浮滑，此以表有热，里有寒，白虎汤主之。国朝林亿①校正谓，仲景于此表里自差矣。予谓不然。大抵白虎汤能治伤寒中暍，表里发热。故前后二证，或云表里俱热，或云表热里寒，皆可服之。中一证脉浮无汗，其表不解，全是麻黄与葛根证，安可行白虎汤也？林亿但见所称表里不同，便谓之差误，是亦不思之过也。

释义：石膏气味辛寒，入手太阴、足阳明。知母气味苦寒，入足阳明。甘草气味甘平，入足太阴，能缓诸药之性。白

---

① 林亿：宋医家、官吏。曾校订刊行了《素问》、《难经》等唐以前大量医籍。

粳米气味甘平，入手、足太阴。人参气味甘温，入足阳明。此方治伤寒中暍，表里皆热，烦渴欲饮，脉象反虚者。惟恐日久津伤，故必用此药以救胃阴。只要审病察脉，用之的当耳。

治伤寒汗后吃噫。**肉豆蔻汤**。

肉豆蔻一个　石莲肉炒　茴香各一分　丁香半分　人参半两
枇杷叶五片，刷去毛，炙。按：诸本炙俱作尖

上药锉为细末。用水四盏，生姜十片，煎至二盏，去滓，空心温分二服。

释义：肉豆蔻气味辛温，入足太阴、阳明。石莲肉气味甘平微涩，入足太阴、少阴。茴香气味辛温，入足厥阴。丁香气味辛温，入足阳明。枇杷叶气味苦平，入手太阴、足阳明，最能下气。生姜气味辛温而散，入手、足太阴。伤寒汗出太过，致胃气不下降，吃噫不止者，此阳伤于外，浊逆于内也。以辛温兼涩、兼通之药，佐以甘温守中，苦平下气之品，使升降和平，则用药之能事毕矣。

良姜汤。

橘皮　良姜　桂枝　当归各一分　麻黄半分。按：周本注半两
杏仁二十个　甘草一分　槟榔三个，另为末

上为粗末。用水四盏，姜十片，枣三枚，擘去核，同煎至二盏，去滓。后下槟榔末，更煎三四沸。通口服一盏。未已，再作一剂。

释义：橘皮气味苦辛微温，入手、足太阴。良姜气味辛温，入足厥阴。桂枝气味辛甘温，入足太阳。当归气味辛微温，入足厥阴。麻黄气味辛微温发散，入足太阳。杏仁气味苦温，入手太阴，能下气。甘草气味甘平，入足太阴。槟榔气味辛温下气，入足太阴、太阳。姜、枣之甘平，入荣卫。因伤寒汗后吃噫不止，升降不和，胃气上逆者，此方主之，效验极多，不过和平其升降也。

庞老云：伤寒吃噫不止，是阴阳二气升降，按：周本无二字。欲作汗。升之不止，故胃气上逆为吃噫无休止，宜用此方。

又方。

枳壳半两　木香一钱

上为细末。每服一钱，白汤调下。未知觉，再与服。

释义：枳壳气味苦寒，入足太阴。木香，气味辛温，入足太阴。此二味乃苦辛泄降之药也。发汗后而致胃气逆而不下，今治在脾，所谓脏病治其腑，腑病治其脏也。

治伤寒衄血。**滑石圆。**周本圆作汤。

飞滑石飞净为末，不拘多少，米饭糊圆如桐子大。每服二十圆，按：周本作十圆。微嚼破，新汲水咽下，立止。只用末一大钱，饭少许同嚼下亦得，老幼皆可服。

释义：滑石气味甘凉淡渗，入手太阴、太阳、阳明。米饭糊圆，按：本文米饭，此作米饮，疑可从，欲药性之在上也。此伤寒当汗不汗，以致鼻衄不止。若再表汗，恐犯衄家不发汗之例。故以平淡之药治之，得衄缓，再斟酌耳。

汤晦叔①云：鼻衄者，当汗不汗。所致其血紫黑，按：周本紫作青。不以多少，不可止之。按：八字，周本作多时不已，少乃得止。宜②服温和药以调其荣卫。才见鲜血，急以此药止之。

桂枝汤方在前。

有人病发热恶寒自汗，脉浮而微弱，三服此汤而愈。此方在仲景一百一十三方内独冠其首，今人全不用，何哉？按：周

---

① 汤晦叔：生平不详。疑是宋代医家汤尹才。汤著有《伤寒解惑论》一卷，对伤寒汗下之法颇多发挥。该书收入宋人著作《伤寒百问歌》中。

② 宜：原作"且"，今据《普济本事方》改。

本何作苦。仲景云：太阳中风，阳浮而阴弱。阳浮者热自发，阴弱者汗自出。啬啬恶寒，淅淅恶风，翕翕发热，宜桂枝汤。此脉与证，仲景说得甚分明，止是人看不透，所以不敢用。仲景又云：假令寸口脉弱，名曰阳不足。阴气上入阳中，则洒淅恶寒也。尺脉弱，名曰阴不足。阳气下陷入阴中则发热也。此谓元受病而然也。又曰：阳微则恶寒，阴弱则发热。医发其汗，使阳气微。又大下之，令阴气弱。此谓医所病而然也。大抵阴不足，阳往从之，故内陷而发热。阳不足，阴往乘之，故阴上入阳中则恶寒。举此二端，甚是明白，人何惮而不行桂枝哉？

治胃中有热、有湿、有宿谷，相搏发黄。**茵陈蒿汤。**

茵陈蒿嫩者，一两半　大黄三分　栀子小者，十枚

上为粗末。每服一钱，水一盏半，煎至八分，去滓，调五苓散二钱服，以知为度。

释义：茵陈蒿气味苦平微寒，入足太阳、太阴。大黄气味苦寒，入足阳明。栀子气味苦寒，入手少阳、足厥阴。煎汤调五苓散，取其利湿也。此伤寒病胃中有湿热，有宿谷，相搏发黄者。必以苦寒清热，佐以渗湿之品，奏功自捷矣。

治头中寒湿发黄疸。**瓜蒂散。**

瓜蒂二十七个　赤小豆　秫米各二十七粒

上为细末，水法捏成圆，如豆大枚许纳鼻中，缩鼻令入，当出黄水。慎不可吹深入。按：诸本无深字。

释义：瓜蒂气味苦寒，入手阳明。赤小豆气味甘酸平，入手太阳，性能利水。秫米气味甘微寒，入手太阴、阳明。头中寒湿不能去，因发黄疸，大宜此药。然病在头中，药力所不能到，妙在纳药鼻中，使药性直入于脑，黄水出尽，头中之病自去矣。

庚戌年避地维扬界，有一人病伤寒七八日，身体洞黄，鼻

目皆痛，两髀及项颈腰脊强急，按：周本项颈作头项。大便涩，小便如金。予曰：脉紧且数，脾元受湿。暑热蕴蓄于太阳之经，宿谷相搏，郁蒸而不得散，故使头面有汗，至颈以下无之。若鼻中气冷，寸口近掌无脉，则不疗。急用茵陈汤调五苓散与之，数服而瘥。

又记一人病身体痛，面黄喘满，头痛，自能饮食，大小便如金。予诊之，脉大而虚，鼻塞且烦。予曰：非湿热宿谷相搏，此乃头中寒湿，茵陈蒿五苓不可行也。仲景云：湿家病，身疼痛，发热面黄而喘，头痛鼻塞而烦，其脉大，自能饮食，中和无病，病在头中寒湿，故鼻塞。纳药鼻中则愈。仲景无药方，此方见《外台·删繁》证云：治天行热毒[①]，通贯脏腑，沉鼓骨髓之间，成为黄疸，按：诸本成作或。宜瓜蒂散，盖此方也。

151

又记一舟梢病伤寒发黄，鼻内酸痛，身与目如金，按：周本金作常，坊本作径。小便赤而数，大便如金，或者欲行茵陈五苓。予曰：非其治也。小便和大便如常，则知病不在脏腑，今眼睛疼，鼻颊痛，是病在清道中。清道者，华盖，肺之经也。若下大黄，则必腹胀为逆。亦瓜蒂散，先饮水，次搐之，鼻中黄水尽乃愈。

类证普济本事方卷第八终

元孙溥校字

---

① 毒：原作"盖"，迳改。

卷第九

宋白沙许学士原本

长洲叶桂香岩释义

伤　寒①

结胸灸法。

巴豆十四枚　黄连七寸，连皮用

上药捣细，用津唾和成膏，填入脐心。以艾灸其上，腹中有声，其病去矣。不拘壮数，病去为度。才灸了，便以温汤浸手帕拭之，恐生疮。

释义：巴豆气味辛温，入足太阴、阳明。黄连气味苦寒，入手少阴。伤寒结胸证，汤药不能效者，乃邪结于胸，致升降失司。以大辛温之药通之，大苦寒之药降之，惟恐药气不能深入，再以艾灸之入内，必使腹中有声，庶几升降有权，方能中病耳。

治伤寒发狂，或弃衣奔走，逾墙上屋。**鹊石散。**

黄连　寒水石各等分

上为细末。每服二钱，浓煎甘草汤，放冷调服。

释义：黄连气味苦寒，入手少阴，能泻心火。寒水石气味甘寒，入手、足太阳，能清暑热。伤寒热邪上郁心胞，致发狂奔走，逾墙上屋，昼夜不宁。此二味能泻丙丁，使之下行，则

---

① 伤寒：《普济本事方》原作"伤寒时疫下"。

热邪之势衰，神识自然安矣。

桂枝麻黄各半汤。方在前。

尝记一亲戚病伤寒，身热头疼无汗，大便不通已四五日。予讯之，见医者治大黄、朴消等欲下之。予曰：子姑少待。予为视之，脉浮缓，卧密室中，自称甚恶风。予曰：表证如此。虽大便不通数日，腹又不胀，别无所苦，何遽便下。大抵仲景法须表证罢方可下。不尔，邪乘虚入，不为结胸，必为热利也。予作桂枝麻黄各半汤与之，继以小柴胡。漐漐汗出，大便亦通而解。仲景云：凡伤寒之病，多从风寒得之，始表中风寒，入里则不消矣。拟欲攻之，当先解表，乃可下之。若表已解，而内不消，大满大坚实，有燥屎，自可徐下之，虽四五日不能为祸也。若不宜下而便攻之，内虚邪入，按：周本邪作热。协热遂利，烦躁之变，不可胜数。轻者困笃，重者必死矣。按：原本正文重迭难晓，予删正，此段其理甚明。大抵风寒入里不消，必有燥屎，或大便坚秘。须是脉不浮，不恶风，表证罢乃可下。故大便不通，虽四五日不能为害。若不顾表而便下之，遂为协热利也。

治瘀血，**抵当圆**。

水蛭五枚，炙　虻虫五枚，去翅足，炒　桃仁六枚，炒。按：周本无炒字　大黄三分，去皮

上为细末，炼蜜糊作一圆。以水一盏，煎至七分，顿服。晬时当下血。按：周本晬作睡。不下，再作服之。

释义：水蛭气味咸苦平，入足厥阴，性喜食血。虻虫气味咸苦微温，入足厥阴，性喜食血。桃仁气味辛甘平，入足厥阴。大黄气味苦寒，入足阳明。伤寒热邪入里，内结瘀血，身黄，小腹胀满，发狂，小便自利者，宜服此药。以上四味，皆能入血，若小便不利者，即非此证也。

有人病伤寒七八日，脉微而沉，身黄发狂，小腹胀满，脐

下冷，小便利。予曰：仲景云：太阳病，身黄，脉沉结，小腹硬，小便不利者，为无血也。小便自利，其人如狂者，血证谛也。遂投以抵当圆，下黑血数升，狂止，得汗解。经云：血在上则忘，在下则狂。太阳膀胱，随经而畜于膀胱，故脐下膨胀，由阏血阑门，按：周本无阑门二字，他本无阏血二字。渗入大肠。若大便黑者，此其证也。按：诸本证作候。

破阴丹。方在前。

有人初得病，四肢逆冷，脐下筑痛，按：周本筑作重。身疼如被杖。盖阴证也，急服金液、破阴、来复等丹，其脉遂沉而滑。沉者阴也，滑者阳也。病虽阴而见阳脉，有可生之理。仲景所谓阴病见阳脉者生也。乃灸气海、丹田百壮，按：周本乃作仍。手足温，回阳按：诸本作阳回。得汗而解。或问滑脉之状如何便有生理？予曰：仲景云：翕奄沉名曰滑。何谓也？沉为纯阴，翕为正阳，阴阳和合，故名曰滑。古人论滑脉，虽云往来前却流利旋转，替替然与数相似。仲景则三语便足。按：七字诸本作仲景三语而足也。此三字极难晓，翕，合也。言张而复合也，故曰翕，为正阳。沉，言忽降而下也，故曰沉，为正阴。方翕而合，俄降而下。奄，谓奄忽之间，仲景论滑脉可谓谛当矣。然其言皆有法，故读书难晓。

治伤寒汗后，脾胃伤冷物，胸膈不快，寻常血气不和。宜服**补脾汤**。

人参　淡干姜　白术　甘草　陈橘皮去白　青橘皮去白，各等分

上为细末。每服三钱，水一盏，煎数沸，去滓热服。入盐点服亦得。

释义：此治伤寒后劳复方也。人参气味甘温，入足阳明。干姜气味辛温，入手、足太阴。白术气味甘温微苦，入足太阴。甘草气味甘平，入足太阴。陈皮气味苦辛微温，入手、足

太阴。青皮气味辛酸平，入足厥阴。病后易于劳复者，由乎荣卫未和，故必藉脾土气旺，肝木不致乘虚侵犯。理中汤加陈皮，又兼青皮者，远肝邪也。

又记有人患伤寒得汗数日，忽身热自汗，脉弦数，心不得宁，真劳复也。予诊曰：此劳心所致。神之所舍，未复其初，而又劳伤其神。荣卫失度，当补其子，益其脾，解其劳，按：周本解下有发字。庶几得愈。授以补脾汤，佐以小柴胡，病遂得解。或者难曰：虚则补其母，今补其子，何也？予曰：子不知虚劳之异乎？《难经》曰：虚则补其母，实则泻其子，此虚当补其母，人所共知也。《千金方》曰：心劳甚者，补脾气以益之，脾旺则感于心矣。此劳则当补其子，人所未闻也。盖母生我者也，子继我而助我者也。方治其虚，则补其生我者，与《青囊》所谓本骸得气，遗体受荫同义。按：青囊，周本作锦囊，考二书俱有其说。方治其劳，则补其助我者，与荀子所谓未有子富而父贫者同义。此治虚与劳所以异也。

治中暍。**白虎汤。**方在本论中。

有人患头疼身热，心烦燥渴。诊其脉，大而虚。予授以白虎汤，数服愈。仲景云：脉虚身热，得之伤暑。又云：其脉弦、细、芤、迟何也？《素问》云：寒伤形，热伤气。盖伤气不伤形，则气消而脉虚弱。所谓弦、细、芤、迟者，皆虚脉也。仲景以弦为阴，朱肱[①]亦云：中暑脉微弱，按：周本中暑作仲景。则皆虚脉可知。

释义：石膏气味辛寒，入手太阴、足阳明。知母气味苦寒，入足阳明。甘草气味甘平，入足太阴。白粳米气味甘平，入手、足太阴。此治中暍之方也。夫中暍，即是中热也。动而得者谓之热，静而得者谓之暑。暑病之脉多虚而无力，故寒凉

---

① 朱肱：字翼中，宋代医学家，著有《伤寒百问》等书。

之剂，必须顾恋中宫。司是术者，宜细心体察焉。

麻黄汤 方在前。

有人病伤寒，身热头痛。予诊之，曰：邪在表，此表实证也，当汗之。与麻黄汤。或人问曰：伤寒大抵因虚，故邪得以入之。今邪在表，何以云表实也？予曰：古人称邪之所凑，其气必虚。留而不去，其病则实。盖邪之入人也，始则因虚，及邪居中，则反为实矣。大抵调治伤寒，先要明表里虚实，能明此四字，仲景三百九十七法可坐而定也。何以言之？有表实、有表虚、有里实、有里虚、有表里俱实、有表里俱虚，予于《表里虚实歌》中常论其事矣。仲景麻黄汤之类，为表实而设也。桂枝汤之类，为表虚而设也。里实则承气之类是也。里虚则四逆之类是也。表里俱实，所谓阳盛阴虚，下之则愈也。表里俱虚，所谓阳虚阴盛，汗之则愈也。尝读《华佗传》，有府吏倪寻、李延共止，俱头痛身热，所苦正同。佗曰：寻当下之，延当发汗。或难其异。佗曰：寻内实，延外实，按：周本作寻外实，延内实，与《魏志》合。故治之异也。

小柴胡汤。

柴胡二两　黄芩　人参　甘草各三分　半夏六钱一字，泡七次。
按：诸本泡作洗

上为粗末。每服五钱，水一盏半，生姜五片，枣二枚，同煎①至八分，去滓温服，日三服。加减法，《活人书》所载甚详。

释义：柴胡气味辛甘平，入足少阳。黄芩气味苦寒，入手太阴、少阴。人参气味甘温，入足阳明。甘草气味甘平，入足太阴，能缓诸药之性。半夏气味辛温，入足阳明。再以姜、枣之辛甘和荣卫。此治伤寒邪在半表半里，往来寒热，脉象不见

① 煎：原作"前"，据《普济本事方》改。

少阴、厥阴证者，乃少阳证也。故以甘温、甘平之药守护中宫，则辛甘、辛温、苦寒诸药搜逐外邪，庶不致伤正气耳。

有人患伤寒五六日，但头汗出，自颈以下无汗，按：周本颈作头。手足冷，心下痞闷，大便秘结，或者见四肢冷，又汗出满闷，以为阴证。予诊其脉沉而紧。予曰：此证诚可疑，然大便秘结，非虚结也。安得为阴？虽脉沉紧为少阴证，然多是自利，未有秘结者，此证半在里半在表也。投以小柴胡得愈。仲景称：伤寒五六日，头汗出，微恶寒，手足冷，心下满，口不欲食，大便硬，脉细者，此为阳微结，必有表，复有里。脉沉亦在里也，汗出为阳微。假令纯阴结，不得复有外证，悉入在里，此为半在外半在里也。脉虽沉紧，不得为少阴证。所以然者，阴不得有汗。今头汗出，故知非少阴也。可与小柴胡汤。设不了了者，得屎而解。今此疾证候同，故得屎而解也。

有人难曰：仲景云：病人脉阴阳俱紧，反汗出者，亡阳也，此属少阴。今云阴不得有汗，何也？又云：头汗出，按：五字周本作今头汗出。故知非少阴。何以头汗出便知非少阴证也？予曰：此一段正是仲景议论处，意谓四肢冷，脉沉紧，腹满，全似少阴证。然大便硬，头汗出，不得为少阴。盖头者，三阳同聚。若三阴，至胸而还。有头汗出，自是阳虚，故曰汗出为阳微，是阴不得有汗也。若少阴证，头有汗则死矣。故仲景《平脉法》云：心者，火也，名少阴，其头无汗者可治，有者死。盖心为手少阴，肾为足少阴，相与为上下，惟以意逆者斯可得之。

治太阳阳明合病。**麻黄汤**。方在前。

有人病伤寒，脉浮而长，喘而胸满，身热头痛，腰脊强，鼻干，不得眠。予曰：太阳阳明合病证，仲景法中有三证。下利者，葛根汤。不利，呕吐者，加半夏。喘而胸满者，麻黄汤也。治以麻黄汤，遂得解。有人问：伤寒传入之序，自太阳、阳明、少阳、太阴、少阴、厥阴，所传有次第，何哉？予曰：仲景本论无说，古今亦无言者，惟庞安常谓阳主生，故太阳水传足阳明土，土传足少阳木，为微邪。阴主杀，故足少阳木传足太阴土，土传足少阴水，水传足厥阴木，为贼邪。予以为不然。足少阴水传足厥阴木，安得为贼邪？盖牵强附会，失之穿凿，胡不观《素问·阴阳离合论》云：太阳根起于至阴，结于命门，名曰阴中之阳。阳明根起于厉兑，名曰阴中之阳。少阳根起于窍阴，名曰阴中之少阳。太阴根起于隐白，名曰阴中之阴。少阴根起于涌泉，名曰阴中之少阴。厥阴根起于大敦，阴之绝阳，名曰阴之绝阴。其次序正与此合。大抵伤寒始因中风寒，得之于阴，是以止传足经者，皆阴中之阳，阴中之阴也。不特此也，以六气在天者考之，厥阴为初之气，少阴为二之气，太阴为三之气，少阳为四之气，阳明为五之气，太阳为终之气。此顺也。逆而言之，太阳而后阳明，阳明而后少阳，少阳而后太阴，太阴而后少阴，少阴而后厥阴。伤寒为病，逆而非顺，故以是为序也。

小承气汤，方具仲景本论。

释义：大黄气味苦寒，入足阳明。芒硝气味咸苦寒，入手、足太阳、阳明、厥阴。枳实气味苦寒，入足太阴。厚朴气味辛温，入足阳明、太阴。此治阳明病，心中懊侬，微烦者，胃中有燥屎，以大苦寒之药下之，惟恐不能即下，故佐以辛温，气味俱厚之药导引入肠，奏效自捷矣。

有人病伤寒八九日，身热无汗，时时谵语，时因下后，按：周本后作利。大便不通三日矣。非烦非躁，按：周本躁作燥，下同。非寒非痛，终夜不得卧，心中无晓会处，或时发一声，如叹息之状，医者不晓是何证。予诊之曰：此懊侬、佛郁二证俱作也。胃中有燥屎者，承气汤，下燥屎二十余枚，得利而解。仲景云：阳明病下之，心下懊侬微烦，胃中有燥屎者可攻之。又云：病者小便不利，大便乍难乍易，时有微热，怫郁不得卧者，有燥屎也，承气汤主之。《素问》云：胃不和则卧不安，此夜所以不得眠也。仲景云：胃中燥，大便坚者，按：周本坚作难，他本作艰。必谵语。此所以有时发谵语也。非躁非烦，非寒非痛，所谓心中懊恼也。声如叹息而时发一声，所谓外气怫郁也。燥屎得除，大便通利，胃中安和，故其病悉去也。又有人病伤寒，大便不利，日晡发潮热，手循衣缝，两手撮空，直视喘急，更数医矣，见之皆走。予曰：此诚恶候，得此者十中九死。仲景虽有证而无治法，但云脉弦者生、涩者死，已经吐下，难于用药，谩且救之。若大便得通，而脉弦者庶可治也。与小承气汤，一服而大便利，诸疾渐退，脉且微弦。半月遂愈。或人问曰：下之而脉弦者生，此何意也？予曰：《金匮玉函经》云：按：周本无经字，下同。循衣妄撮，怵惕不安，微喘直视，脉弦者生，涩者死。微者但发热谵语，承气汤主之。予尝观钱仲阳《小儿直诀》①云：手寻衣领及捻物者，肝热也。此证在《玉函经》列于阳明部，盖阳明胃也。肝有热邪，淫于胃经，故以承气泻之。且得脉弦，则肝平而胃不受克，此所以有生之理。若读仲景《论》而不能博通诸医书，以发明其隐奥，专守一书者，吾未见其能也。

又记有人病伤寒下利，身热，神昏多困，谵语不得眠，或者见下利，便以谵语为郑声，为阴虚证。予曰：此小承气证。众骇然。曰：下利而服小承气，仲景之法乎？予曰：此仲景之法也。仲景云：下利而谵语者，有燥屎也，属小承气汤。与服得解。按：四字，周本作而解二字。予尝观《素问》云：微者逆之，甚者从之。逆者正治，从者反治。从少从多，观其事也。帝曰：何谓反治？岐伯曰：塞因塞用，通因通用。王冰注

---

① 《小儿直诀》：为宋代名医钱乙所著《小儿药证直诀》之简称。

云：大热内结，注泻不止，热宜寒疗，结复须除，以寒下之，结散利止，则通因通用也。正合于此。

治项背强。**葛根汤。**

葛根一两　麻黄三分　桂枝　甘草　芍药各半两

上为粗末，按：周本粗作细。每服五钱，水一盏半，煎至八分，去滓温服，覆汗为度。

释义：葛根气味辛甘平，入足阳明。麻黄气味辛温，入足太阳。桂枝气味辛甘温，入足太阳。甘草气味甘平，入足太阴，能缓诸药之性。白芍药气味酸微寒，入足厥阴。此阳明病，项背强，恶风无汗者，宜服此药。外邪已过太阳，直至阳明，故项强几几。然而用此药者，犹恐邪气再深入他经耳。

有人患伤寒，无汗恶风，项既屈而且强。予曰：项强几几，葛根汤证。或人问曰：何谓几几？予曰：几几者，如足疾屈而强也。按：周本足上多一几字。谢复古①谓：病人赢弱，须凭几而起。误也。盖仲景《论》中极有难晓处，如振振欲擗地，心中懊忱，外邪怫郁，郁冒不仁，膈内拒痛，如此之类甚多。

熙宁中，邠守宋迪因其犹子感伤寒之初，不能辨其病证，见其烦渴而汗，多以凉药解治之。至于再三，遂成阴毒，六日卒。迪痛悼之，遂著《阴毒形证诀》三篇。按：周本诀作论。

始得阴毒。

阴毒本因肾气虚寒，因欲事或食冷物后伤风，内既伏阴，外又感寒，或先感外寒而伏内阴，内外皆阴，则阳气不守，遂发头痛，腰重腹痛，眼睛疼，身体倦怠，而不甚热，四肢逆冷，额上及手背冷汗不止，或多烦渴，精神恍惚，如有所失。二三日间，或可起行，不甚觉重。诊之则六脉俱沉细而疾，尺

---

① 谢复古：宋代人，翰林学士。撰有《难经注》。

部短小，寸口或大，六脉俱浮大，或沉取之大，而不甚疾者，非阴证也。若服凉药过多，则渴转甚，燥转急。有此病证，急服还阳、退阴二药即安，惟补血和气而已。宜服正元散、退阴散、五胜散。阴证不宜发汗，如气口脉大，身热而未瘥，用药出汗无妨。按：诸本气口俱作气正。

正元散，治伤寒如觉风寒吹著四肢，按：周本风作伤。头目百骨节疼痛，急煎此药服，如人行五里许，再服。或连进三服，出汗立瘥。若患阴毒伤寒，入通阴散半钱同煎。或伤冷伤食，头昏气满，及心腹诸疾，服之无有不效。

麻黄去节　陈皮　生大黄　甘草　干姜　肉桂　芍药　川附子炮。按：周本无炮字　吴茱萸　半夏洗，各等分

上麻黄加一半，吴茱萸减一半，同为末。每服一大钱，水一盏半，生姜三片，枣一枚去核，煎至七分，热呷。如出汗，以衣被盖覆，切须候汗干方去衣被。如是阴毒证，不可用麻黄，免更出汗。

释义：麻黄气味辛温，入足太阳。陈皮气味苦辛微温，入手、足太阴。大黄气味苦寒，入足阳明。甘草气味甘平，入足太阴，能缓诸药之性。干姜气味辛温，入手、足太阴。肉桂气味辛甘大热，入足厥阴。白芍气味酸微寒，入足厥阴。附子气味辛咸大热，入手、足少阴。吴茱萸气味辛热，入足阳明、厥阴。半夏气味辛温，入足阳明。生姜之辛温入卫，枣之甘平入荣。伤寒如觉风寒吹著四肢、头目，骨节疼痛，或伤冷伤食，头昏气满，及心腹诸疾，皆宜服之。此表里未清，阳气先伤，故以大辛热之药护其阳。虽有辛温之达表，苦寒之直下，皆不为害矣。

退阴散，治阴毒伤寒，手足逆冷，脉沉细，头痛腰重。连进三服，小小伤寒冷，按：周本无寒字。每服一字，按：周本字作匙。入正元散内同煎，入盐一捻。阴毒伤寒咳逆，煎一

服，细细热呷便止。

川乌生。按：周本无生字　干姜各等分

上为粗末，炒令转色，放冷，再捣为细末。每服一钱，水一盏，盐一捻，煎半盏，去滓温服。

释义：川乌气味苦辛大热，入足太阳、少阴。干姜气味辛温，入手、足太阴。加盐一捻者，欲其入于至阴也。治阴毒伤寒，手足逆冷，脉沉细，头痛腰重，及咳逆者，皆可服。阳气为阴邪郁遏，故以大辛热之药引阳气直达于外，则阳气得振而阴邪退避矣。

五胜散。治伤寒头痛壮热，骨节疼痛，昏沉困倦，咳嗽鼻塞，不思饮食。兼治伤寒挟冷气并慢阴毒神效方。

白术　甘草　五味子　石膏各四两。按：他本俱作各四钱，周本缺末字　干姜三两半

上为末。每服二钱，用水八分一盏，入盐少许，同煎至六分，通口服。如冷气相挟，入姜、枣煎。或治阴毒病，入艾少许同煎。

释义：白术气味甘温微苦，入足太阴。甘草气味甘平，入足太阴。五味子气味酸咸辛甘苦俱全，入足少阴。石膏气味辛寒，入手太阴、足阳明。干姜气味辛温，入手、足太阴。少佐以艾，引药入经也。姜、枣同煎，和荣卫也。伤寒头痛壮热，骨节疼痛，昏沉困倦，咳嗽鼻塞，不思饮食。及挟冷气，并阴毒等证，皆宜服之。使二气和平，必获效验耳。

阴毒渐深候。

积阴感于下，则微阳消于上。故其候沉重，四肢逆冷，腹痛转甚。或咽喉不利，或心下胀满，结硬燥渴，虚汗不止。或时狂言，指甲面色青黑，六脉沉细，而一息七至以来。有此证者，速于气海或关元二穴灸二三百壮，以手足和暖为效。仍宜服金液丹、来苏丹、玉女散、还阳散、退阴散等药。

玉女散，治阴毒气上攻腹痛，按：诸本上攻俱作攻上。四肢逆冷恶候并治之。

川乌去皮脐，冷水浸七日后，按：周本日作次。薄切，曝干，经袋盛。有患者，取碾末一大钱，入盐一小钱，水一盏半，煎至七分，通口服，压下阴毒，所注按：周本注作在。如猪血相似。未已，良久再进一服。

释义：川乌气味辛大热，入足太阳、少阴。阴毒气攻，上逆腹痛，四肢逆冷如厥者，此阳气欲竭也。佐之以盐，欲药性之下达。必压下阴毒似猪血者，阳乃得通也。

还阳散：治阴毒面色青，四肢逆冷，心躁腹痛。按：周本躁作燥。

用硫黄末，新汲水调下二钱。良久，或寒一起，或热一起，更看紧慢，再服二钱，汗出瘥。

释义：硫黄气味辛大热，入命门。新汲水调下，欲药性之速也。此阴毒为病，面色青，四肢逆冷，心躁腹痛。非大辛大热之药不能挽回阳气于无何有之乡也。

阴毒沉困候。

沉困之候，与前渐深之候皆同，而更加困重。六脉附骨，取之方有，按之即无，一息八至以上，或不可数也。至此，则药饵难为功矣。但于脐中灼艾，如半枣大，三百壮以来，手足不和暖者，不可治也。偶得和暖，则以前硫黄及热药助之。若阴气散，阳气来，即渐减热药而和治之，以取瘥也。

辨少阴脉紧证。

记有人患伤寒六七日，心烦昏睡多吐，小便白色，自汗。予诊之，寸口尺中俱紧。予曰：寒中少阴之络，按：诸本络俱作经。是以脉紧。仲景云：病人脉紧而汗出者，亡阳也，属少阴，法当咽痛而复下利。盖谓此也。有难之曰：《脉诀》紧脉属七表。仲景以紧脉属少阴，紧脉属阳耶？属阴邪耶？予曰：

仲景云：寸口脉俱紧者，按：周本口作尺。清邪中于上焦，浊邪中于下焦。又云：阴阳俱紧者，口中气出，唇口干燥，蜷卧足冷，鼻中涕出，舌上滑苔，勿妄治也。又云：紧则为寒。又云：诸紧为寒。又云：曾为人所难，紧脉从何而来？师云：假令已汗若吐，按：坊本已作亡，与仲景书合。以肺里寒，故令脉紧。假令咳者，坐饮冷水，故令脉紧。假令下利，以胃虚，有三字，诸本皆同，而仲景书作以胃中虚冷。故令脉紧。又云：寸口脉微，尺脉紧，其人虚损多汗。由是观之，则是寒邪之气，久入经络所致，皆虚寒之脉也。其在阳经，则浮而紧。在阴经，则沉而紧。故仲景云：浮紧者名为伤寒。又曰：阳明脉浮而紧者，必潮热，此在阳则浮而紧也。在阴则沉而紧。故仲景云：寸口脉微，尺脉紧，其人虚损多汗，则阴常在，绝不见阳。又云：少阴脉紧，至七八日自下利，脉暴微，手足反温，脉紧反去者，此欲解也。此在阴则沉而紧也。仲景云：浮为在表，沉为在里，数为在腑，迟为在脏。欲知表里脏腑，先以浮沉迟数为定，然后兼诊脉而别阴阳也。按：周本诊作于。故论伤寒当以仲景脉法为准。伤寒必本仲景，犹兵家之本孙吴①，葬书之本郭氏②，三命之本珞录③，按：周本三作星。壬课之本《心镜》④，舍是而之他，是犹舍规矩而求方圆，舍律吕而合五音，必乖缪矣。予尝作《伤寒歌》百篇，其首篇云：伤寒脉证总论篇第一，皆本仲景，今谩录于后：

浮大数动滑阳脉，按：浮大，周本作大浮。阴病见阳生可得。沉涩弦微弱属阴，阳病见阴终死厄。

---

① 孙吴：指孙武和吴起，皆战国时军事家。

② 郭氏：郭璞，东晋时训诂学家，又善阴阳卜筮之术，著有《尔雅注》、《葬书》等。

③ 珞录：珞录子，未知何时人，盖古之隐士。著有《三命指迷赋》。

④ 《心镜》：疑指《廖公四法心镜》，宋廖瑀撰，言堪舆风水之术。

仲景云：脉大、浮、数、动、滑，此名阳也。脉沉、涩、弱、弦、微，此名阴也。阴病见阳脉者生，阳病见阴脉者死。

阴阳交互最难明，轻重酌量当别白。

脉虽有阴阳，须看轻重，以分表里在。

轻手脉浮为在表，表实浮而兼有力。但浮无力表中虚，自汗恶风常淅淅。

伤寒先要辨表里虚实，此四者为急。仲景云：浮为在表，沉为在里。然表证有虚有实。浮而有力者，表实也，故无汗不恶风。浮而无力者，表虚也，故自汗恶风。

重手脉沉为在里，里实脉沉来亦实。重手无力大而虚，此是里虚宜审的。

里证亦有虚实。脉沉而有力者，里实也，故腹满，大便不通。沉而无力者，里虚也，或泄利，或阴证之类。以上八句，辨表里虚实尽矣。

风则虚浮寒牢坚，水停水蓄必沉潜，按：周本停作淳，蓄作潘。动则为痛数为热，支饮应须脉急弦。太过之脉为可怪，不及之脉亦如然。

仲景云：风则虚浮，寒则牢坚，沉潜水潘，支饮急弦，动则为痛，数则热烦，太过可怪，不及亦然，邪不空见，中必有奸。

荣卫太盛名高章，高章相搏名曰纲。荣卫微时名慄卑，按：慄字下，周本注徒颊翻，恐惧也。慄卑相搏损名杨。按：周本杨作彰。荣卫既和名缓迟，缓迟名沉此最良。九种脉中辨疾证，按：周本疾证作虚实。长沙之诀妙难量。

仲景云：寸口卫气盛，名曰高。荣气盛名曰章。高、章相搏名曰纲。卫气弱名曰慄。荣气弱，名曰卑。慄、卑相搏名曰损。卫气和，名曰缓。荣气和，名曰迟。缓、迟相搏，名曰沉。大抵仲景论伤寒证候，自是一家。

瞥瞥有如羹上肥，此脉定知阳气微。萦萦来如蛛丝细，却是体中阴气衰。脉如泻漆之绝者，病人亡血更何疑。

仲景云：脉瞥瞥如羹上肥者，阳气微也。脉萦萦如蛛丝细者，阳气衰也。脉绵绵如泻漆之绝者，亡血也。阳气衰，《千金》作阴气衰。

阳结蔼蔼如车盖，阴结循竿亦象之。

仲景云：蔼蔼如车盖者，阳结也。累累如循长竿者，按：周本无长字。阴结也。

阳盛则促来一止，阴盛则结缓而迟。

此谓促、结二脉也。仲景云：脉来缓时一止，名曰结。脉来数时一止，名曰促。阳盛则促，阴盛则结。

纵横逆顺宜审察，残贼灾怪要须知。

仲景云：脉有相乘，有纵有横，有逆有顺。何谓也？曰：水行乘火，金行乘木，名曰纵。火行乘水，木行乘金，名曰横。水行乘金，火行乘木，名曰逆。金行乘水，木行乘火，名曰顺也。又问曰：脉有残贼，何谓也？师曰：脉有弦、紧、浮、滑、沉、涩，此六者，名残贼，能为诸脉作病也。又问曰：脉有灾怪，何谓也？答曰：旧时服药，今乃发作，为灾怪。

脉静人病内虚故，人安脉病曰行尸。

仲景云：脉病人不病，曰行尸，以无生气，按：周本生作主，疑误。坊本作王，与仲景书合。故卒眩仆不知人按：周本无卒字。人病脉不病，名曰内虚。以无谷，神虽困，无所苦。

右手气口当主气，主血人迎左其位。气口紧盛食必伤，人迎紧盛风邪炽。

左为人迎，右为气口。人迎紧盛伤于风，气口紧盛伤于食。

数为在腑迟为脏，浮为在表沉在里。

仲景云：浮为在表，沉为在里，数为在腑，迟为在脏。

脉浮而缓风伤卫，浮紧坚涩寒伤荣。按：周本荣卫二字互易，疑误，当二句互易叶韵为正。脉微大忌令人吐，欲下犹防虚且细。

仲景云：脉微不可吐，虚、细不可下。

沉微气弱汗为难，三者要须常审记。

孙用和①云：阴虚脉沉微而气弱者，不可汗。汗、下、吐，三候脉有不可行者，切当审之。

阳加于阴有汗证，左手沉微却应未。按：坊本应作汗。

《素问》云：阳加于阴为有汗。按：周本为有作谓之。

趺阳胃脉定死生。

仲景云：趺阳脉者，凡十有一。

太溪肾脉为根蒂。

伤寒必诊太溪、趺阳者，谓人以肾脉、胃脉为主。仲景讥世人握手不及足者以此。

脉来六至或七至，邪气渐深须用意。浮大昼加病属阳，沉细夜加分阴位。九至以上来短促，状若涌泉无入气。更加悬绝渐无根，命绝天真当死矣。

孙用和云：按：周本作孙尚云。脉及六至七至以上，浮大昼加病，沉细夜加病，更及八至，精气消，神气乱，必有散脱精神之候，须切急为治疗。又加之九至十至，虽和、扁亦难治。如八至、九至，加以悬绝者，无根也，如泉之涌，脉无入气，天真尽而必死矣。

病人三部脉调匀，大小浮沉迟数类。此是阴阳气已和，勿药自然应有喜。

仲景云：寸口、关上、尺中三处，大、小、浮、沉、迟、

---

① 孙用和：宋代医家，著有《传家秘宝方》、《孙尚药方》等。

数同等，虽有寒热不解，此脉已和，为必愈。

　　发热恶寒，近似伤寒者有五种。脉浮而数，其人发热而恶寒者，伤寒之候也。脉浮而紧，其人发热恶寒，或有痛处，是欲为痈疽也。按：周本疽作脓。脉浮，按之反涩，其人发热而恶寒，或膈实而呕吐，此是伤食也。脉浮而滑，其人发热而背寒，按：周本背作恶。或头眩而呕吐，此是风痰之证也。脉浮而弦，其人发热而恶寒，或思饮食，按：周本饮作凡。此是欲作疟证也。能辨其脉，又验其证，斯无误也。

　　　　　　　　　　　　　类证普济本事方卷第九终
　　　　　　　　　　　　　元孙淮、泰校字

卷第十

宋白沙许学士原本

长洲叶桂香岩释义

治妇人诸疾

治妇人荣卫气虚，挟风冷。胸胁膨胀，腹中病痛。经水愆期，或多或少，崩中漏下，按：诸本俱作伤。腰腿痛重，面色青黄，嗜卧无力。安胎止痛，补虚益血。**四物汤**。

当归　熟地黄　白芍药　芎䓖各等分

上为粗末。每服四钱，水一盏，煎至八分，去滓温服。不拘时候。

释义：当归气味辛甘微温，入手少阴、足厥阴。熟地黄气味甘苦微寒，入足少阴。白芍药气味酸微寒，入足厥阴。芎䓖气味辛温，入足少阳、厥阴。此四物汤乃女科之圣药也。凡妇女荣卫气血虚，月经愆期，怀胎不安，腹痛腰疼，皆宜加减斟酌用之，勿以药味平淡而忽之也。

滑胎。**枳壳散**。

商州枳壳二两　甘草一两

上为细末。每服二钱，百沸汤点服，空心食前，日三服。凡怀孕六七月以上即服，令儿易生。初生时胎小微黑，百日以后肉渐变白。此虽孙真人滑胎易产方，然抑阳降气，为众方之冠。

释义：枳壳气味苦寒，入足太阴。甘草气味甘平，入足太

169

阴，通行十二经络，能缓诸药之性。凡妇人肥胖者，怀娠六月以后，常宜服之，庶不至于难产也。

治妊娠冲任脉虚，补血安胎。**内补圆。**

熟干地黄二两。按：诸本俱无干字　当归一两，微炒

上为细末，炼蜜圆如桐子大。每服三四十圆，温酒下。以上三方，诸集皆载之，在人用之如何尔。大率妇人妊娠，惟在抑阳助阴。《素问》云：阴搏阳别，谓之有子。盖关前为阳，关后为阴。尺中之脉，按之搏手而不绝者，妊子也。妇人平居，阳气微盛无害，及其妊子，则方且闭经隧以养胎。若阳盛搏之，则经脉妄行，胎乃不固。《素问》所谓阴虚阳搏谓之崩也。抑阳助阴之方甚多，然胎前药惟恶群队。按：坊本惟作性。若阴阳交杂，别生他病。唯是枳壳散所以抑阳，四物汤所以助阴故尔。但枳壳散差寒，若音服之，恐有胎寒腹痛之疾，当以内补圆佐之，则阳不至强，阴不至弱，阴阳调匀，有益胎嗣。此前人未尝论及。

释义：熟地黄气味甘苦微寒，入足少阴。当归气味辛甘微温，入手少阴、足厥阴。妇人怀妊，皆冲任脉用事。冲任脉虚，不能受胎。即使有娠，亦不能安固。故妇人补血安胎，在所必用。

治妇人有孕伤食。**木香圆。**

木香二钱匕。按：周本作二钱七分　京三棱　白茯苓　人参各三钱匕。按：周本作各三钱七分

上为细末，面糊圆如绿豆大。每服三十圆，熟水下。

释义：木香气味辛温，入足太阴。京三棱气味苦平，入足厥阴。白茯苓气味甘平淡渗，入足阳明。人参气味甘温，入足阳明。面糊和圆，欲药性之缓行也。治妇人怀孕，饮食不调，以致停滞不消者。以辛温疏其滞，苦平消其积。惟恐伤及胎气，以参苓扶其正，则食滞去，而胎仍无碍也。

治妊娠气不和调，饮食易伤，按：四字，周本作饮食少。**白术散**。

白术炒　干紫苏各一两　白芷微炒，三钱　人参三钱　川芎　诃子皮　青皮各半两　甘草一钱

上为细末。每服二钱，水一盏，姜三片，煎七分，不拘时候温服。

释义：白术气味甘温微苦，入足太阴。干苏叶气味辛温，入足太阳。白芷气味辛温，入足太阳。人参气味甘温，入足阳明。川芎气味辛温，入足少阳、厥阴。诃子气味温涩，入手阳明、足太阳。青皮气味辛酸微温，入足少阳、厥阴。甘草气味甘平，入足太阴，通行十①二经络，缓诸药之性。生姜辛温入卫。凡妇人妊娠，气不调和，饮食不节，以致脾胃不和。必鼓动脾阳，使其健运，亦必以扶持胎气为要耳。

171

经云：饮食自倍，脾胃乃伤。又云：阴之所生，本在五味，按：周本本作过。阴之五宫，伤在五味。若妊子饮食不节，生冷毒物恣性食啖，必致脾胃之疾。故妊娠伤食，难得妥药，惟此二方最稳捷。

治妊娠胎气不和，怀胎近上，胀满疼痛，谓之子悬。兼治临产惊恐气结，连日不下。**紫苏散**。

紫苏茎叶一两。按：周本无注　大腹皮泡。按：周本无注　人参　川芎　陈橘皮　白芍药各半两　当归三钱　甘草八分。按：周本作一分

上药细锉，分作三服。每服②用水一盏半，生姜四片，葱白七寸，煎至七分，去渣，空心服。

释义：紫苏茎叶气味辛温，入足太阳。大腹皮气味辛温，

---

① 十：原作"景"，迳改。
② 服：原作"的"，迳改。

入足太阴、太阳。人参气味甘温，入足阳明。川芎气味辛温，入足少阳、厥阴。陈皮气味苦平微温，入手、足太阴。白芍药气味酸微寒，入足厥阴。当归气味辛甘微温，入手少阴、足厥阴。甘草气味甘平，入足太阴，通行十二经络，能缓诸药之性。佐以生姜、葱白之辛通温散。此因胎气不和，腹中疼痛，上逆胀满。非调气养血，扶正疏滞，不能效也。

曾有妇人累日产不下，服遍催生药不验。予曰：此必坐草太早，心下怀惧，气结而然，非顺与不顺也。《素问》云：恐则气下。盖恐则精却，却则上焦闭，闭则气还，还则下焦胀，气乃不行矣。得此药，一服便产。及妇人六七月子悬者，按：及字周本作后有二字。予用此数数有验，不十服，胎便近下。按：四字，周本作胎便安。

下死胎方。

桂末二钱，麝香当门子一个，同研，暖酒服。须臾，如手推下。比之用水银等，此药不损血气。赵和叔传。

释义：桂末气味辛甘大热，入足厥阴。麝香当门子气味辛温，入手、足少阴。酒性辛温，能行血中之滞，故能下死胎也。

治妇人病，多是月经乍多乍少，或前或后，时发疼痛。医者一例呼为经病，不曾说是阴胜阳，是阳胜阴，所以服药少得有效。盖阴气乘阳，则胞寒气冷，血不运行，经所谓天寒地冻，水凝成冰，故令乍少而在月后。若阳气乘阴，则血流散溢，经所谓天暑地热，经水沸溢，故令乍多而在月前。当和其阴阳，调其血气，使不相乘，以平和为福，宜**紫石英圆**。

紫石英　禹余粮烧醋淬　人参　龙骨　川乌头　桂心　桑寄生　杜仲　五味子　远志　泽泻　当归　石斛　苁蓉　干姜各一两　川椒五钱。按：周本无注　牡蛎　甘草各半两

上为细末，炼蜜圆如桐子大。米饮下三十至五十圆，空心

食前服。

释义：紫石英气味辛温，入足厥阴。禹余粮气味甘平，入手、足阳明。人参气味甘温，入足阳明。龙骨气味凉涩，入足厥阴。川乌头气味辛大热，入足太阳、少阴。桂心气味辛甘大热，入足厥阴。桑寄生气味甘平，入足厥阴，养血安胎。杜仲气味辛甘微温，入足少阴、厥阴。五味子气味辛酸咸苦甘微温，入足少阴。远志气味辛微温，入手、足少阴。泽泻气味咸微寒，入足太阳。当归气味辛甘微温，入手少阴、足厥阴。石斛气味甘平微咸，入足太阴、少阴、厥阴。肉苁蓉气味咸温，入足少阴。干姜气味辛温，入手、足太阴。川椒气味辛大温，入足太阴、厥阴。牡蛎气味咸微寒，入足少阴。甘草气味甘平，入足太阴，通行十二经络，能缓诸药之性。大凡用药，务使经络、脏腑、阴阳、气血各得其平，一有偏胜，则诸病蜂起。故孙真人即禹余粮圆增损之著此方，不使其阴阳相乘，气血偏陂也。

治妇人、室女，月候不通，疼痛，或成血瘕。**通经圆**。

桂心　青皮去白。按：周本无注　大黄酒炒。按：周本无酒字　干姜　川椒　蓬莪术　川乌　干漆　当归　桃仁各等分

上为细末。先将四钱用米醋熬成膏糊，余六钱末成剂，白中杵之，圆如桐子大，晒干。每服二十圆，淡醋汤送下，加至三十圆。温酒亦得。空心食前，日二服。

释义：桂心气味辛甘大热，入足厥阴。青皮气味辛酸微温，入足少阳、厥阴。大黄气味苦寒，入足阳明。干姜气味辛温，入手、足太阴。川椒气味辛温，入足厥阴、太阴。蓬莪术气味辛温，入足厥阴。川乌气味辛大热，入足太阳、少阴。干漆气味苦辛温，入足厥阴。当归气味辛甘微温，入手少阴、足厥阴。桃仁气味辛甘平，入足厥阴。米醋熬成膏糊圆，醋汤送下，以醋能泄肝也。此妇人及室女经闭腹疼，或成血瘕之疾

者，纯用辛温活血行血之药，使其去故生新，而经自通矣。

徽州灵巫张扩①顷年录②事在推勘院。有王医者，以医职直宿，日夜与之稔熟，口传此方，渠甚秘之。予后得此方，以治妇人疾不可胜数，且欲广行，不敢自秘。寻常气血凝滞疼痛，数服便效。有一师尼，患恶风体倦，乍寒乍热，面赤心烦，或时自汗。是时疫气大行，医见其寒热，作伤寒治之，以大小柴胡汤杂进数日，病剧。予诊视曰：三部无寒邪脉，但厥阴脉弦长而上出鱼际，宜服抑阴等药。予制此地黄圆。**又名抑阴地黄圆。按：注七字，周本无。**

生干地黄二两　柴胡　秦艽　黄芩各半两　赤芍药一两

上为细末，炼蜜圆如桐子大。每服三十圆，乌梅汤吞下，不拘时候，日三服。

释义：生干地黄气味甘苦微寒，入手、足少阴、厥阴。柴胡气味辛甘平，入足少阳。秦艽气味苦平，入手、足阳明，兼入肝、胆。黄芩气味苦寒，入手太阴、少阳。赤芍药气味苦平，入足厥阴，能行血中滞。乌梅汤送药，亦取其泄肝也。师尼寡妇，独阴无阳，情欲未遂，以致阴阳交争，乍寒乍热，将欲成劳者，非此不能治。当今之世，每多此病，惟在审病察脉耳。

昔齐褚澄③按：诸本齐俱作宋，考《褚澄传》见《南齐书》。疗尼师寡妇别制方，盖有谓也。此二种鳏居，独阴无阳，欲心萌而多不遂，是以阴阳交争，乍寒乍热，全类温疟，久则为劳。尝读《史记·仓公传》载济北王侍人韩女，病腰背痛寒热，众医皆以为寒热也。仓公曰：病得之欲男子，不可

---

① 张扩：宋代医家，名医庞安时之高徒。
② 录：原作"绿"，迳改。
③ 褚澄：南北朝齐医家，撰有《杂药方》、《褚氏遗书》等。

得也。何以知其欲男子不可得而病。诊其脉，肝脉弦出寸口，是以知之。盖男子以精为主，妇人以血为主。男子精盛则思室，妇人血盛则怀胎。夫肝摄血者也，厥阴弦出寸口，又上鱼际，则阴血盛可知。故知褚澄之言，信有谓矣。

治妇人月经不调，每行数日不止，兼有白带，渐渐瘦悴按：周本悴作瘁，饮食少味，累年无子。**地黄圆**。

干熟地黄一两一分　山茱萸　白芜荑　干姜炒　白芍药锉，微炒　代赭石醋淬，各一两　厚朴　白僵蚕炒，各一两。按：周本缺注

上为细末，炼蜜圆如桐子大。每服四五十圆。空心，温酒下，日三服。

释义：熟地黄气味甘苦微寒，入足少阴。山茱萸气味酸微温，入足厥阴。白芜荑气味辛平，入手、足阳明，足太阴。干姜气味辛①温，入手、足太阴。白芍药气味酸微寒，入足厥阴。代赭石气味甘平，入手少阴、足厥阴。厚朴气味辛温，入足阳明、太阴。白僵蚕气味辛咸平，入手、足阳明，能引药入络。温酒送药，亦引入经络也。此妇人月经不调，兼有白带，渐渐瘦悴，饮食无味，累年无子者，急宜治之，使血气冲和，否则终身不孕育也。

此庞老方。凡妇人有白带，是第一等病，令人不产育，宜速治之。昔扁鹊过邯郸，闻贵妇人，多有此病，按：四字周本无。所以专为带下医也。

治妇人月经壅滞。每发心腹脐间，疠痛不可忍，按：周本无间字。及治产后恶露不快，血上抢心，按：周本抢作怆。迷闷不省，气绝欲死。**琥珀散**。

荆三棱　蓬莪术　赤芍药　刘寄奴　牡丹皮　官桂　熟干地黄　菊花　真蒲黄　当归干称。以上各一两，锉

---

① 辛：原作"立"，迳改。

上前五味，用乌豆一升，生姜半斤切片，米醋四升，同煮豆烂为度。焙干，入后五味，同为末。每服二钱，温酒调，空心食前服。一方不用菊花、蒲黄，用乌药、延胡索亦佳。此予家之秘方也。若是寻常血气痛，只一服。产后血冲心，二服便下。常服尤佳。予前后救人急切不少。此药易合，宜多合以救人。

释义：荆三棱气味苦平，入足厥阴。蓬莪术气味辛温，入足厥阴。赤芍药气味苦平，入足厥阴，能行血中之滞。刘寄奴气味苦温，入足厥阴，能行血止疼，去癥瘕。牡丹皮气味辛平，入足少阳。官桂气味辛甘温，入足厥阴。熟地黄气味甘苦微寒，入足少阴。甘菊花气味辛凉，入手太阴、足少阳、厥阴。蒲黄气味辛温，入足厥阴。当归气味辛甘微温，入手少阴、足厥阴。佐以乌豆之润而下行，生姜之辛温而通，米醋之酸而入肝。温酒送药，引入经络。妇人经水壅滞，及产后恶露不快，腹脐疼痛，血上抢心，迷闷欲绝者，此药治之。虽方中养血药少，行血疏滞药多，要不过欲其去故生新，遂大有功于妇人矣。

治妇人血瘕，血积，经候不通。**桃仁煎**。

桃仁去皮尖，麸炒黄　大黄　川朴消各一两　虻虫半两，炒黑

上药四味，为末。以醇醋二升半，银石器中慢火煎取一升五合。先下大黄、桃仁、虻虫三味，不住手搅，可取圆时，然后下川朴消，更不住手搅。良久出之，圆如桐子大。前一日，不用吃晚食，五更初，用温酒吞下五圆，日午取下如赤豆汁、鸡肝、虾蟆衣。按：周本蟆作蟆。未下再服，血鲜红即止，续以调气血药补之。

释义：桃仁气味辛甘平，入足厥阴。大黄气味苦寒，入足阳明。朴消气味咸苦寒，入手、足太阳、阳明、厥阴。虻虫气味咸苦微温，入足厥阴。凡妇人血积血瘕，经候不通者，非此

药不能治。盖经闭而致结聚有形，所以行血消滞之药，不得不重耳。

此出《千金方》。顷年在毗陵，有一贵人妻患小便不通，脐腹胀不可忍，众医皆作淋治，如八正散之类数种，治皆不应，痛愈甚。予诊之曰：此血瘕也。非瞑眩药不能去。因用此药，更初服，至日午痛大作，不可忍，遂卧，少顷下血块如拳者数枚，小便如墨汁者一二升，痛止得愈。此药治病的切，然猛烈太峻，气血虚弱者，更宜斟酌与之。

治妇人妊孕六七月，因事筑磕著胎，或子死腹中，恶露下，疼痛不已，口噤欲绝。用此药探之，若不损，则痛止，子母俱安。若胎损，立便逐下。此药催生神效。**佛手散**。

当归　川芎各等分

上为粗末。每服三钱，水一小盏，煎令泣泣欲干，投酒一大盏，再煎至一二沸，按：诸本皆作止一沸。去渣温服。口噤灌之。如人行五七里，再进。过二三服便生。有一方云：此药治伤①胎去血多，崩中去血多。金疮去血多。拨齿去血多。昏晕欲倒者，去酒水煎服。

释义：当归气味辛甘微温，入手少阴、足厥阴。川芎气味辛温，入足少阳、厥阴。此治血药也。妇人妊娠六七月而致损伤腹痛，以此探之，则伤者下，而不伤者安矣。

治崩中下血方。

黄芩为细末。每服一钱，烧称锤淬酒调下。凡崩中药，多是用止血及补血药，此治阳气乘阴，按：诸本无气字。前所谓天暑地热，经水沸溢者。

释义：黄芩气味苦寒，入手太阴、少阳。烧称锤，铁器也，入厥阴。酒性辛温而散，入足少阳、厥阴。此崩中下血，

---

① 伤：原作"阳"，据《普济本事方》改。

乃阳乘于阴也，故以苦寒之药为君。

治下血不止，或成五色崩漏方。

香附子春去皮毛，中断之，略炒为末。每服二钱，用清米饮调下。此方徐朝奉传。其内人有是疾，服遍药不效，后获此方，遂愈。须久服为佳。亦治产后腹痛，大是妇人仙药，常服和血调气。按：周本和作益。

释义：香附子气味辛微温，入足厥阴，能和气调血。清米饮送，使其缓行也。凡妇人崩漏下血，而至五色不止者，由乎气血不调。用此方则气得和，血自调矣。

治产后中风，口噤，牙关紧急，手足瘛疭。**愈风散**。

荆芥穗轻焙过一两，为细末。每服二钱，温酒调下。

释义：荆芥穗气味辛温，入足厥阴。温酒送药，引入经络。凡妇人产后或起居不慎，汗出太过，腠理开泄，风邪入之，则牙关紧急，手足瘛疭，不省人事。以此治之，辛温之味能开窍，能解表也。

《经验》、《产宝》皆有此方。陈选方中用举卿、古拜二味，盖切脚隐语以秘之也。此药委有奇效神圣之功。大抵产室但无风为佳，不可衣被帐褥太暖。太暖即汗出，汗出则腠理开，易于中风，便致昏冒。曾记有一妇人产后遮护太密，阁内生火，睡久及醒，则昏昏如醉，不省人事。其家惊惶。医用此药，佐以交加散，嘱云：服之必睡，睡中必左手搔头，觉必醒矣。果如其言。

交加散，治妇人荣卫不通，经脉不调，腹中撮痛。气多血小，结聚为瘕，及产后中风。按：周本无及字，中作冲。

生地黄五两，研取汁　生姜五两，研取汁

上交互用汁浸一夜，各炒黄，渍汁尽为度，末之。寻常腹痛，温酒调服三钱。产后尤不可阙。

释义：生地黄气味甘苦微寒，入手、足少阴、厥阴。生姜气味辛温，入手、足太阴。各捣汁，互相浸渍，炒黄，欲其气味之和也。此妇人产后中风，荣卫不通，经脉不调，欲结癥瘕者宜服之。用此二味，只取乎调气血耳。

治妇人诸般淋证。**虎杖散**。按：诸本俱无证虎杖散四字。

苦杖根，俗呼为杜牛膝。按：周本呼为作所谓，均见俗称之误。多取净洗，碎之。以一合，用水五盏，煎一盏，去渣，用麝香、乳香少许，研调下，温服。

释义：苦杖即虎杖，其根气味苦微温，入足厥阴。麝香气味辛温，入手、足少阴，能引入经络。乳香气味辛微温，入手、足少阴，能逐瘀浊。无论男女淋证，小溲疼痛，此药神效。盖下焦本属至阴之处，此方取通则不痛之意。

鄞县武尉耿梦得，其内人患砂石淋者十三年矣。每发按：诸本发皆作溅。痛楚不可忍。溺器中小便下砂石，剥剥有声，百方不效。偶得此方啜之，一夕而愈。目所见也。

半夏散。治产后晕绝。按：五字周本无。

半夏为末，如豆大许。以竹管吹入鼻中，立醒。

释义：半夏气味辛温，入足阳明。妇人产后，瘀浊内闭，致神识如绝。吹入鼻中而醒，以其辛能开窍也。

治产后出血太多，虚烦发渴。**蒲黄散**。

真蒲黄末二钱，米饮调下。渴燥甚，新汲水调下。

释义：蒲黄气味辛微温，入足厥阴。产后亡血过多，虚烦发渴，是孤阳上升。米饮调送，和其中也。新汲水调送，欲阳气之下行也。此药取其能去故生新以和阳耳。

治妊娠时气身大热，令子不落。**护胎方**。

伏龙肝为末，水调涂脐下二寸，干则易之，差即止。又方：取井泥涂心下，干则易。

释义：伏龙肝气味辛咸微温，入足厥阴。水调涂脐下二寸，以土和水，性乃凉也。妊娠患伤寒身大热，胎不安，以之护胎，则血静而安矣。井泥涂心下，亦此义也。

又方。

浮萍干　川朴消　蛤粉　大黄切碎微炒　板蓝根各一两。按：
周本无板字

上为末。水调，封脐上。安胎，解烦热，极妙。

释义：浮萍气味辛寒，入手太阴、足厥阴，能解风热。朴
消气味咸苦寒，入手、足太阳、阳明、厥阴。蛤粉气味咸寒，
入足少阴、厥阴。大黄气味苦寒，入足阳明。蓝根气味苦甘
寒，入足厥阴，能解热毒。怀孕而患时热之病，胎动不安者，
得诸凉药以解其热，则血宁静而胎自安矣。

妇人患头风者，十居其半，每发必掉眩，如在舟车上。盖
因血虚，肝有风邪袭之耳。《素问》云：徇蒙招摇，目眩耳
聋，上虚下实，过在足少阳、厥阴，甚则归肝，盖谓此也。予
尝处此方以授人，比他方药捷而效速。**芎䓖散。**

川芎一两　当归三分　羌活　旋覆花　蔓荆子　细辛　石膏
藁本　荆芥穗　半夏曲炒　防风　熟地黄　甘草各半两

上为末。每服一钱，水一大盏，姜三片，同煎至七分，去
渣温服，不拘时候。

释义：川芎气味辛温，入足少阳、厥阴。当归气味辛甘微
温，入手少阴、足厥阴。羌活气味辛甘平，入足太阳。旋覆花
气味咸温，入手太阴、阳明。蔓荆子气味辛温，入足太阳。细
辛气味辛温，入足少阴、太阳。石膏气味辛寒，入足阳明。藁
本气味辛温，入足太阳。荆芥穗气气味辛温，入足厥阴。半夏
曲气味辛温，入足阳明。防风气味辛甘温，入足太阳。熟地黄
气味甘苦微寒，入足少阴。甘草气味甘平，入足太阴，通行十
二经络，能缓诸药之性。妇人患头风者颇多，皆因血虚，肝有
风邪乘之。此方风药居多，辛温、辛凉之味，恐升腾太过，故
以地黄之甘苦微寒，甘草之甘平和缓以调之，则经络不致受

伤，而肝家之风邪自熄耳。

妇人产后有三种疾。郁冒则多汗，多汗则大便秘，故难于用药。唯**麻子苏子粥**，最佳且稳。

紫苏子、大麻子二味各半合，净洗，研极细，再用水再研取汁一盏，分二次煮粥啜之。此粥不唯产后可服，大抵老人、诸虚人风秘，皆得力。尝有一贵人，母年八十四，忽尔腹满头疼，恶心，不下食。召①医者数人议，皆供补脾、进食、治风、清利头目药。数日，病愈甚，全不入食。其家忧惧，恳予辨之，予谓之曰：药皆误矣。此疾止是老人风秘，脏腑按：诸本止作正。壅滞，聚于膈中，则腹胀恶心，不喜食。又上至于巅，则头痛，神不清也。若得脏腑流畅，诸疾悉去矣。予令作此粥，两啜而气泄，先下结屎如胡桃者十余枚，后渐得通利，不用药而自愈。

释义：紫苏子气味辛温，入手太阴、足厥阴，能降逆下气。大麻子气味辛甘平而润，入手、足阳明，足太阴，能润肠胃。凡产后妇人及老年人血液枯燥，风秘便艰，皆用之有验。一取其降气，一取其润肠。虽药味殊常，而功效甚捷也。

治妇人天癸已过期，经脉不匀，或三四月不行，或一月再至。腰腹疼痛。《素问》云：七②损八益，谓女子七七数尽，而经脉不依时者，血有余也，不可止之。但令得依时，不腰痛为善，宜此**当归散**。

当归　川芎　白芍药　黄芩各锉，炒，各一两　白术半两　山茱萸一两半

上为细末。每服二钱，温酒调下。空心食前，日三服。如冷，去黄芩，加桂一两。

---

① 召：原作"占"，诸本同，据《普济本事方》改。
② 七：原作"十"，诸本同，据《普济本事方》改。

释义：当归气味辛甘微温，入手少阴、足厥阴。川芎气味辛温，入足少阳、厥阴。白芍药气味酸微寒，入足厥阴。黄芩气味苦寒，入手太阴、少阳。白术气味甘温微苦，入足太阴。山茱萸气味酸微温，入足厥阴。温酒调送，欲药性之入经络也。盖女子月经，或先期，或过期，皆由气血偏胜，惟调之使其和平为妥耳。

治妇人脏躁。**大枣汤。**

甘草三两　小麦一升　大枣十枚

上药㕮咀，以水六升，煮三升，去渣，温分三服。亦补脾气。乡里有一妇人，数欠伸，按：三字周本作数次，下同。无故悲泣不止。或谓之有祟，祈禳请祷备至，终不应。予忽忆《金匮》有一证云：妇人脏躁，悲伤欲哭，象如神灵所作，按：四字周本作神虚二字。数欠伸者，麦甘大枣汤。按：周本无麦甘二字。予急令治此药，尽剂而愈。古人识病制方，种种妙绝如此，试而后知。

释义：甘草气味甘平，入足太阴。小麦气味甘微寒，入手少阴、太阳。大枣气味甘平，入足太阴。妇人脏躁，悲伤欲哭，状如遇祟者，诸药无效，此方能治之。盖脾土为万物之母，中土不振则木来乘之。药虽三味，甘、枣独补脾，小麦独入心，以火为土之母也。火土有权，中宫有恃，病何自而来哉？

治妊娠热病，胎死腹中。**鹿屑汤。**

鹿角屑一两，水一碗，葱白五茎，豆豉半合，同煎至六分，去渣，温分二服。

释义：鹿角屑气味咸温，入足少阳、太阳，通督脉。葱白气味辛温，通而兼散，入足太阳、厥阴。豆豉气味苦寒，入手、足太阴、阳明。因妊娠患热病，致胎死腹中者，此方主之。大凡妇人怀孕，冲、任、督脉，气旺方能稳固。今因热病而胎伤欲下之者，必通此冲、任、督脉而后能下也。

治妇人生产数日不下，及胞衣、死胎不下者方。

用蓖麻子七粒，去壳，研如泥，涂足心。才下，便急洗去。此崔元亮《海上方》，人但未知耳。政和中，一乡人之妻产二日不下。予令漫试之。一涂，俄顷便下，自后常用极验。

释义：蓖麻子气味苦辛温，入手、足阳明，最能入经络。凡妇人致胞衣不下者，及胎死不能下者，由乎经络不开也。此方只通阳明，以阳明能束筋骨而利机关，故效验之速耳。

小儿病方

凡候小儿脉，当以大指按三部。一息六七至为平和。按：周本无七字。十至为发热。五至为内寒。按：诸本寒皆作胀。脉紧为风痫。沉缓为伤食。促、急为虚惊。弦、急为风气不和。沉细为冷。浮为风。大、小不匀为恶候，为鬼祟。浮、大、数为风、为热。伏、结为物聚。单细为疳劳，腹痛，多喘、呕。而脉洪者为有虫。沉而迟，按：诸本沉作浮，下歌中同。潮热者胃寒也，温之则愈。予尝作歌以记之。歌曰：少儿脉紧风痫候，沉、缓伤食多吐呕。弦、急因知气不和，急促虚惊神不守。冷则沉、细风则浮，牢、实大便应秘久。腹痛之候紧而弦，脉乱不治安可救。变蒸之时脉必变，不治自然无过谬。单细疳劳洪有虫，大、小不匀为恶候。脉沉而迟有潮热，此必胃寒来内寇。按：周本内作作。泻利浮、大不可医，仔细斟量宜审究。

凡婴儿未可脉方者，按：周本无方字。俗医多看虎口中纹颜色，与四肢冷热验之，亦有可取。予又以二歌记之。《虎口色歌》曰：紫热红伤寒，按：诸本热皆作色。青惊白色疳。黑时因中恶，黄即困脾端。《四肢冷热证歌》曰：按：诸本无四肢二字。鼻冷定知是痘证，按：诸本痘证皆作疮疹。耳冷应知风热证。通身皆热是伤寒，上热下冷伤食病。若能以色脉参伍验之，所得亦过半矣。

治小儿一切惊肝、食积风痫之证。按：诸本肝皆作疳。**睡惊圆。**

使君子肉五拾个，烧存性。按：诸本俱无肉字　香墨枣大一块　金银箔各五片。按：诸本俱作各五分　腻粉二分。按：周本作二钱

上药先将使君子肉、墨二味，研细，次入金银箔，于乳钵内同研，次入腻粉并麝香少许，研令极细匀。稀糊圆如桐子大，阴干。每服一圆，薄荷汤磨下。一岁以下半圆。一名青金丹，极效。乡里有一士人家，货此药日得数千钱，按：周本千作十。已百余年矣。

释义：使君子肉气味甘温，入足太阴、阳明。香墨气味甘温，入足少阴、厥阴。金银箔气味辛平，入手太阴、足厥阴。腻粉气味甘寒，入足厥阴、阳明。麝香气味辛温，入手、足少阴、厥阴。薄荷汤送，引药入经络也。小儿惊肝食积风痫之证，皆由中宫气馁，以致肝风内动。此药能安土熄风，故用之良验也。

治小儿呕吐脉数有热。**麦门冬散。**

麦门冬　半夏曲　人参　茯苓各二钱　甘草一钱

上为细末。每服二钱，水一盏，姜三片，煎五分，去渣温服，日二三服。

释义：麦门冬气味甘寒微苦，入手太阴、少阴。半夏曲气味辛微温，入足阳明。人参气味甘温，入足阳明。茯苓气味甘平淡渗，入足阳明，能引药达下。甘草气味甘平，入足阳明，通行十二经络，能缓诸药之性。生姜气味辛温，入手、足太阴。凡小儿中虚呕吐，脉数有热，久延惟恐成惊，故以甘寒之药清其热，而以甘温缓中之药护其中，佐以辛温之达表。表里

既和，病自减矣。

治小儿呕吐，脉迟、细有寒。**白术散**。

白术　人参各二钱。按：周本作各二钱五分　半夏曲二钱　茯苓
干姜　甘草各一钱

上为细末。每服二钱，水一盏，姜三片，枣一枚擘去核，
煎至七分，去渣温服。日二三服。一方无半夏曲，有木香、藿
香。按：注十字，诸本俱无。

释义：白术气味甘温微苦，入足太阴。人参气味甘温，入
足阳明。半夏曲气味辛微温，入足阳明。茯苓气味甘平淡渗，
入足阳明。干姜气味辛温，入手、足太阴。甘草气味甘平，入
足太阴。姜、枣之辛温甘，和荣卫。小儿挟寒呕吐，脉迟细
者，恐延成慢惊，故必温养中宫，通调荣卫，则正气旺而呕吐
除，病何由入乎？

治小儿久伤脾胃，腹胀。**调中圆**。

干姜　橘红　白术　茯苓　木香　缩砂仁　官桂　良姜各
等分

上为细末，稀糊圆如麻子大。每服二十圆，加至三十圆，
食后温水送下。

释义：干姜气味辛温，入手、足太阴。橘红气味苦辛微
温，入手、足太阴。白术气味甘温微苦，入足太阴。茯苓气味
甘平淡渗，入足阳明。木香气味辛温，入足太阴。砂仁气味辛
温，入足太阴、少阴。官桂气味辛甘温，入足厥阴。良姜气味
辛温，入足厥阴。小儿脾胃久伤，肚腹膨胀，由乎脾阳之气失
职，故调中之药多佐以辛温之味，则脾阳苏而病减矣。

治小儿疳瘦，泻白水，腹膨胀。**芎朴圆**。按：自此至扁银
圆四方，周本及旧抄本皆缺。

芎䓖　厚朴各一两　白术半两

上为细末，炼蜜圆如小豆子大。每服一圆，米饮化下。小
儿三岁以下，只可服半圆。

释义：芎䓖气味辛温，入足少阳、厥阴。厚朴气味辛温，入足太阴、阳明。白术气味甘温微苦，入足太阴。小儿癖蚀，泻白水，腹膨胀，因脾伤不主流行，滞浊窈踞中焦而为积聚。故以辛温疏其滞，以甘温补其虚，并藉辛温以升举其下陷之阳，则泻止胀消，何癖瘦之足忧。

治小儿吐泻，大便酸臭。**消积圆**。此由小儿啼哭未尽以乳与之，传积不化。按：注十六字，坊本无。

丁香九粒，去油。按：坊本无去油二字　缩砂仁十三粒　巴豆二粒，去皮、膜、心、油净　乌梅肉二个

上为细末，面糊圆如黍米大。三岁以上三五圆；三岁以下二三圆。温水下，不拘时候，米饮下亦得。

释义：丁香气味辛温，入足阳明、太阴。砂仁气味辛温，入足少阴、太阴。巴豆气味辛温，入足太阴、阳明。乌梅肉气味酸平，入足厥阴。此小儿吐泻酸臭，由乎脾胃积聚不消，乾健之阳失司。故以辛温理阳疏滞，又恐肝木犯土，而以酸泄佐之，则中宫阳气得苏，自然向安矣。

治小儿小便不通。**捻头散**。

延胡索　川苦楝子各等分

上为细末。每服半钱或一钱。捻头汤调下，量儿大小与之，食前服。捻头汤，即沸汤中点滴油数点是。按：十三字坊本无。

释义：延胡索气味辛温，入足厥阴。川苦楝子气味甘寒，入手、足厥阴。此苦辛泄降之方也。凡小儿小便不通，亦是厥阴为病。肝不疏泄，故必用疏肝之法。

治小儿急慢惊风，积痼。**扁银圆**。

青黛三钱　水银一皂角大①同黑铅炒，结成砂子。按：坊本皂角下有大字　寒食面　黄明胶各二钱，炒焦，研细　轻粉豆大许一块，炒　雄

---

① 大：原脱，据《普济本事方》补。

黄　粉霜① 朱砂各一两　脑　麝少许　巴豆二十一粒，去油

上药研细，滴水为圆如麻子大。捏扁，曝干，磁盒盛之。小儿一岁一圆。随意加减，煎枣子汤送下，不得化破。

释义：青黛气味苦辛微寒，入足厥阴。水银气味辛寒，能行九窍，能伏五金为泥。寒食面气味甘平，入足阳明。黄明胶气味咸温，入足太阴、厥阴。轻粉气味辛寒，入足厥阴。雄黄气味苦辛甘微温，入足厥阴。粉霜气味酸辛寒，入足厥阴。朱砂气味苦温，入手少阴。脑、麝气味辛温，入手、足少阴。巴豆气味辛温，入足太阴、阳明。枣子汤送，缓药性也。此方治小儿急慢惊风，积痼之疴，虽然屡有效验，但内多金石之品，司是术者，宜细心斟酌焉。

大凡急惊宜凉泻，慢惊宜温补。此一定法，人皆知之矣。惟慢脾风，因吐泻，脾胃受风为难治，亦难得合适之药。按：七字，周本作难得药。近世多用生附子及青洲白圆子、金液丹合用之，如醒脾圆，皆要药也。

治小儿慢脾风，因吐利后虚困昏睡，欲生风痫，**醒脾圆**。

厚朴　白术　舶上硫黄　天麻各半两　全蝎　防风　人参官桂各一分

上为细末，酒浸，蒸饼和圆如鸡头大。每服一圆。槌研，温米饮送下。

释义：厚朴气味辛温，入足太阴、阳明。白术气味甘温微苦，入足太阴。舶上硫黄气味辛大热，入命门。天麻气味辛平，入足阳明、厥阴，能熄肝风。全蝎气味甘平，入足厥阴。防风气味辛甘微温，入足太阳。人参气味甘温，入足阳明。官桂气味辛甘温，入足厥阴。酒浸，蒸饼和丸，温米饮送，欲药

───────────────

① 粉霜：又名白雪、水银霜、白粉霜，为轻粉之精制品。辛温有毒，有攻毒、利水、通便之功。

性之入里，兼以和中也。小儿慢脾风证，因吐利后神倦，如昏睡欲生风痫者，皆脾土虚弱，中宫受困，致肝木乘虚侵克。故专以辛甘温之药培其土，佐以辛散熄其风，则中土既旺，肝木退位，风痫何自而生耶？

又方。

全蝎二个，青薄荷叶包煨。按：诸本二俱作一　　白术指面大二块　　麻黄长五寸，十个，去节

上为细末。二岁以下服一字。三岁以上服半钱。薄荷汤调下。量儿大小加减服。

释义：全蝎气味甘平，入足厥阴。白术气味甘温微苦，入足太阴。麻黄气味辛温，入足太阳。薄荷汤送药，亦是升阳之意。慢脾风因吐利后脾阳下陷，非风药不能升其阳，非守中不能扶其正，故专用甘温、辛温之品。

治脾风多困。**人参散。**

人参　　冬瓜仁各半两　　天南星一两。切片，用姜汁、浆水制存性。按：周本制作煮

上为细末。每服一钱，水半盏，煎二三分，温服。

释义：人参气味甘温，入足阳明。冬瓜仁气味甘微寒，入手太阳，手、足阳明。天南星气味辛温，入手、足太阴。小儿神识昏倦多困，脾虚风动，欲成慢惊。故以甘温护其中，甘寒辛温泄其风，则正气旺而神识安矣。

治小儿胎虚气弱，吐利生风，昏困嗜卧，或潮热如惊搐。按：如惊二字，周本作发字。**蝎稍圆。**

全蝎微炒　　白附子煨制，各半两　　通明硫黄一两　　半夏一两，切片，姜汁制，焙干

上为细末，姜汁圆如麻子大。每服三十粒，荆芥汤下。更看儿之大小加减服。

释义：全蝎气味甘平，入足厥阴。白附子气味辛甘大温，

入足阳明。硫黄气味辛大热，入命门。半夏气味辛温，入足阳明。姜汁和丸，取其辛温能通神明。荆芥汤送，亦以泄风也。小儿胎虚气弱，吐利生风，昏困嗜卧，微热如惊搐者，用之颇验。然太刚猛，亦宜细心斟酌为妥。

治小儿拗哭。**龙齿散**。按：周本齿作脑。

龙齿按：周本作龙脑，注齿亦可　蝉壳　钓藤有钩子者　羌活　茯苓　人参各等分

上为细末。每服一大钱，水一大盏，煎至六分，去渣，温热服，不拘时候。按：七字，周本作温服，喜热热服。

释义：龙齿气味凉涩，入足厥阴。蝉壳气味甘咸寒，入足少阳、厥阴。钓藤气味甘微寒，入足厥阴。羌活气味辛甘平，入足太阳。茯苓气味甘平淡渗，入足阳明。人参气味甘温，入足阳明。小儿无故拗哭，亦因肝风内动，脾胃不和所致。故以风药泄其风。而以镇补之药护其中也。

189

类证普济本事方卷第十终
五世孙榕、栋校字

后　序

　　上《本事方释义》十卷，先曾祖香岩府君所著也。府君精于医，于医家书多所发明。单辞只义，门弟子互相传录。而是书成于乾隆十年，方谋付梓，遽以明春谢世，遂不果，书亦散佚。迨嘉庆八年，已五十余年矣。从弟钧，偶检遗书，获见残帙，则序文及补传裒①然存焉，顾以不见全书为憾。因念吴中必有藏弆②其副本者，既闻城南顾西畴先生家有其书，先生亦淑府君之教而以医著名者。会从弟亡，而先生亦卒，因循至今。侄潮暨从侄滋，始因先生及门刘子景黄，从先生之孙大田假归钞录焉，但其所据本，与坊刻迥异。因复从黄荛圃孝廉假得宋椠残本，及他本参较同异，于是决然知是书之善，而坊刻为不足据也。昔归愚沈宗伯为府君作传，称其于医，不执成见，而是书独墨守古人陈言，为之句比字栉，比于唐人疏经不参异议，则岂非欲变化于成法之外，必神明于成法之中哉。恭阅钦定《四库全书简明目录》，称是书属词简雅，多入微之论，俗医不能甚解，故罕传习。然则今之操是术者，不深微之是究，而徒沿习夫浅近之言，宜其师心自用，以性命为尝试，而不自知其误也，令得是书而朝夕寻览，即所释之义，以求古人配合之妙，损益之精，将见数十年中，必有名世之医与学士并驱者。是则小子刊书之意，盖不独表扬先德，为一家私也。

　　　　　　　嘉庆十有八年岁次癸酉夏五月曾孙钟谨识

---

① 裒（póu）：聚集。
② 弆（jǔ）：收藏。